70歳からは大学病院に行ってはいけない

和田秀樹

宝島社新書

JM018393

はじめに

コロナ禍を通じて、私は最大の被害者は高齢者だと思っています。

長引く自粛政策のために人生の残りの10年、20年という時期に楽しみを奪われ、2年以上も旅行をしていないという人も少なくないでしょう。

入院すれば見舞いに来てもらえず、寂しい思いをしている人も少なくないですし、死ぬまで孤独という人もたくさんいました。

ただ、それ以上に私が問題だと感じるのは、かなりの数の高齢者（私の推測では200万人くらい）が要介護高齢者になってしまう、あるいはなってしまったということです。実は高齢になるほど、脳であれ、体であれ、使わなかったときの衰えが激しいのです。

若い頃なら、たとえばスキーで骨折して1カ月間寝たきりだったとしても、退院してその日には歩けます。ところが、年をとると1カ月も入院していれば、リハビリをしないと歩けるようにはなりません。その間に人と話していないとボケたような状態になることも珍しくありません。

コロナ自粛で歩かない、頭を使わない生活を2年も続けたために、フレイル（虚弱）状態や要介護状態に陥ったという話を私は多くの高齢者の患者家族から聞きます。残念ながら当然のこととしか言いようがありません。

また高齢者は脳内のセロトニンという伝達物質が減っているのでうつ病にもなりやすいのですが、日に当たらない暮らしを続けているために、うつ状態になった人も少なくないという話もよく聞きます。

実は、このような話はまさに日本の大学医療の弱点に通じるものがあります。

現在、大学病院には内科という科はありません。循環器内科、呼吸器内科、消化器内科と臓器別の専門分化の診療科が並びます。

問題はそれらの科において相互批判や連携がうまくいっていないことです。

今回のコロナ自粛は、感染症学者にとっては感染を減らすために望ましい対策なのかもしれませんが、前述のように老年医学や精神科の立場からみると要介護を増やし、うつ病を増やすためまずいことです。ある専門にとっていいことが他の専門にとってはいけないことが、このようにたくさんあります。

実は、体にとっても同じことが言えます。

コレステロールは目の敵にされることが多いのですが、循環器内科の医者にとってはコレステロールを下げれば動脈硬化や虚血性心疾患（心筋梗塞など）の予防にいいのですが、免疫学の立場から見るとコレステロールを下げると免疫細胞の材料が不足して、がんや感染症にかかりやすくなります。コレステロールはセロトニンを脳に運ぶ働きがあると考えられ、うつ病にもなりやすくなります。またコレステロールは男性ホルモンの材料なので、これを減らすととくに高齢者は意欲や筋肉、記憶力などが落ちることにつながります。

このようにある臓器によくても別の臓器にとって悪い治療は少なくないので、今の大学病院の専門分化治療は、いくつかの病気を抱えることが多い高齢者には適していません。

さらにコロナ自粛を老年医学会や精神神経学会が批判しなかったように、ある治療に害があることがわかっていても、大学病院では各科の教授がお山の大将のようになっているため相互批判がありません。かくして、いろいろな科から薬を出されても、減らしたほうがいいという話を他の科の先生はしてくれません。

また、コロナ自粛で心の問題がないがしろにされたように、大学病院は人間の心を軽視しています。実際、大学医学部は全国で82もありますが、精神科の主任教授が私のようにカウンセリングの専門家である大学は一つもありません。通常は薬物の研究者が主任教授です。患者の話を聞かないで、画像診断だけをしていたらよいという精神科教授もいるくらいですから驚きです。

コロナ自粛は、日本より感染者も死者数も10倍以上多い欧米の対策を無批判に取り入れた結果ともいえるのですが、日本の大学病院では似たようなことをしています。

アメリカは心臓病で死ぬ人がもっとも多い国であり、肉を一日300グラムも食べています。日本はがんで死ぬ人が心筋梗塞で死ぬ人の12倍もいる国で、肉を一日90グラムしか食べていません。それなのに、日本でもコレステロールを下げろと言い、肉を減らせと指導します。コレステロールについては疫学調査で数値が高いほど心筋梗塞になりやすい代わりに、低いほどがんになりやすいことが明らかになっているにもかかわらずです。日本の大学病院は欧米の医療を、日本できちんと比較調査をせずに受け入れているからです。

コロナ医療で専門家の言いなりになって自粛してきた高齢者の多くがフレイルや要介護状態になってしまったように、高齢者の場合、大学病院型の専門科で行われる医療を素直に受け入れる、とくに複数の科にかかる場合、元気を奪われたり、長生きできなくなる可能性は十分にあります。

本書では、30年以上にわたる高齢者医療の経験から、高齢者に大学病院の医療がいかに適合していないかをいろいろと論じていきたいと思います。

今後の健康と長寿に少しでもヒントになれば著者として幸甚この上ありません。

２０２２年７月

和田秀樹

目次

第二章 医者の9割は信用できない

第三章 自分だけの「名医」と出会うために

第四章 70歳からの「不調」との付き合い方

カバー・帯デザイン／bookwall
本文ＤＴＰ／一條麻耶子

第一章　大学病院に行くと高齢者は寿命が縮まる

診ているのは人間ではなく「臓器」

大学病院に、みなさんはどのようなイメージをもっていますか。優秀な医師がたくさんいる？　自分にとってベストな治療が受けられる？　残念ながら、どちらも実態とはかけ離れたイメージと言わざるをえません。もっと言うと70歳以上の方の場合はむしろ、大学病院で治療を受けてしまったがゆえに、残りの人生をヨレヨレの悲惨な状態で過ごさなければならなくなる可能性すらあります。

そもそも、治療とは誰のためのもの、何のために受けるものでしょうか。当たり前ですが、治療を受けるその人自身が、よりよく生きられること。自己決定権を尊重されて、その人の望む暮らし方に少しでも近づけること。これこそが治療の本来の目的であるはずです。

ところが、大学病院の多くの医師にとって、**関心があるのは、臓器の機能を示す数値データが正常値か否かということ。**彼らにとって、患者さんの暮らしぶり、人生哲学などは、およそどうでもいい情報にすぎません。結果として、その人の人生という唯一無二の大切なものをないがしろにしたまま、**自分が担当している臓器を正常値に戻すことだけが目的化してしまうような本末転倒な治療、個人の特性を無視した、ステレオタイプな治療が横行**してしまっています。

患者さんとまともに対話しようとしない。家ではどんな暮らしぶりなのか。今、どのようなことに不安を感じているのか。食事は、運動は、趣味は……。患者さんから話を引き出す努力もせず、薬をきちんと管理できているのかすら配慮せずに、数値と睨《にら》めっこして独断的な投薬を繰り返す。果たしてこれで「患者主体」の治療を実現できるでしょうか。

大学病院には2つの役割があります。ひとつは、最先端の研究などを踏まえた高度医療を提供するというもの。もうひとつが、医師を養成するということ。

高度医療を提供する場であるのだから、大学病院に行けば、最先端の知見と技術をあわせもった優秀な医師から、自分にとってベストな治療を受けることができる。そう考える人は少なくありません。

しかし、**最先端の研究に基づいた検査や治療、投薬を受けられるかどうかということと、あなたの身体や人生にとってベストな治療であるかどうかは、まったく別のもの**です。とくに70歳以上の高齢者は、大学病院で治療を受けるべきではないと私は考えます。トラブルを抱えた臓器の数値が正常値に戻ったとしても、手術による体力低下や投薬の副作用など、ある種の力技ともいえる治療によって肉体の別の部分がダメージを受け、退院する頃にはひどくヨボヨボになって帰宅するような羽目に陥りかねないからです。

それは、**「臓器別診療」という大学病院の診察スタイルが、高齢者に求められる治療ニーズとかけ離れている**ことに起因します。

高齢者が抱えている疾病は1つでない場合が多い

みなさんご存じのことと思いますが、今の大学病院に「内科」という科はありません。「呼吸器内科」「消化器内科」「循環器内科」などに細分化されています。

あるいは「外科」という科もありません。「脳神経外科」「呼吸器外科」「乳腺外科」といったカテゴリーになっています。こうして細分化し、臓器別の診療を行っているわけです。

この臓器別診療は、現代医学の理想の形として長らく実現を目指されてきたものでした。高度医療を提供し、難易度の高い手術を担う。そのために、医学部の医者たちは、それぞれが専門の臓器に特化して研究し、その専門性を高めてきたのです。その結果、1970年代頃から、こうした「臓器別診療」が各大学病院でスタートします。

当時、65歳以上の高齢者は人口の7%程度でした。まだ高齢化が進行していなかった社会において、この臓器別診療が一定の役割を果たしたことは間違いありません。多くの難病患者さんたちが、専門性の高い臓器別診療のおかげで命をながらえてきました。**50代くらいまでの患者さんであれば、臓器別の高度医療による治療は効果的**だと言えるのです。

しかし、2021年現在、65歳以上の高齢者の割合は29・1%まで上昇しています。高齢になると、**1つの臓器だけでなく、こっちにもあっちにもガタがきているという状態**になっている人が少なくありません。若年層の患者さんであれば、抱えている不調は1つだけ、ということも多いでしょうが、高齢者の場合は、3つも4つも疾病を抱えているという状態になりやすい。高血圧でありながら、軽い糖尿病もあり、コレステロールが基準値オーバーで、骨粗しょう症も抱えている、といった具合です。身に覚えのある方も多いでしょう。

そうなると、血圧を下げるための降圧剤やコレステロール値を下げる薬を循環器内科で処方され、内分泌代謝内科で血糖値を下げる薬が処方される。尿もれが頻繁に起きてくれば、泌尿器科で膀胱収縮を抑える薬が出されるでしょう。高齢者が薬漬けになりやすいことは広く知られていますが、飲むというより食べるといった量の錠剤を毎日口にしている人もいます。

こうなってくると、症状を軽減させるという薬の効果よりも、副作用の害のほうが大きくなりかねません。高齢になると代謝機能も落ちてきます。体内に摂取した薬を排出しづらくなってくるため、深刻な腎障害を起こす可能性もあります。医療費の点でも問題です。複数の医師にかかる診療代や各科で処方される薬代など、一人のかかりつけ医に診てもらう場合よりもはるかに医療費が嵩《かさ》んでしまいます。**臓器だけを見て、患者自身の健康をトータルに見ようとしない臓器別診療により、体への負担も財政への負担も大きくなってしまう**ということです。

診療科同士の連携が取りにくい理由

専門医による臓器別診療をするのであれば、せめてそれぞれの科における医師の見立てや診療方針について、相互に情報や意見を共有し、ディスカッションをするべきです。たとえば、コレステロールひとつとっても、免疫力やホルモンバランスの観点から考えればコレステロール値はむやみに下げるべきではありません。一方で、循環器内科の医師であれば、基準値まで下げようとするでしょう。

そのどちらも、自分の専門分野においては間違った治療方針ではありませんが、患者さん個人の状況を見極めたうえで、最適と思われる治療を選択すべきで、そのためにも、それぞれの専門医の相互ディスカッションが本来は欠かせないはずです。

ところが残念ながら、大学病院の医師たちは、そうした意見交換や相互ディスカッションに対してきわめて後ろ向きな人が少なくありません。なぜなら、大学病院というのは強固な縦のヒエラルキー構造にがんじがらめにされた組織で、横のつながりをつくりづらい特殊な世界だからです。

肩書のうえでは、教授がとにかく一番偉いのです。各科においては、外科や内科が一番偉く、内科の中でも循環器内科が一番偉いという構造があります。

だから治療においても、循環器内科の声が一番大きく、暴走しやすい。その結果、免疫の観点や精神科の観点からは、やるべきではないような手術や投薬が平気で行われてしまう傾向にあります。患者ファーストという視点があるとは言えません。まるで、昨今のコロナ感染対策を見ているようです。

日本のコロナ対策は感染症学の医師だけが発言力を強めていったことで、きわめて歪《いびつ》なものになりました。本来は国民の健康で文化的な生活を守ることを目指して感染症対策が行われるべきところを、感染症専門医が「暴走」していくことで、感染予防そのものが目的化し、感染さえ防ぐことができれば、高齢者の健康が犠牲になろうが、精神へのダメージを受ける人が増えようが構わない、といった有り様でした。老年医学会や精神神経学会は沈黙し続け、多くの高齢者の心身の健康が損なわれるような対策が続けられたのは、ご存じのとおりです。

大学病院が多い都道府県ほど平均寿命が短くなる傾向

ここに、思わずびっくりしてしまうようなデータがあります。

47都道府県で、**大学病院の多い県、つまり臓器別診療を行う専門医の多い県だからといって、平均寿命が長くなっていないということ。むしろ、平均寿命が短**

いという傾向すらあることを示すデータです。1965年には、東京や愛知、神奈川など、大学病院が多い県は平均寿命が長いという傾向が見られたのですが、2000年に入ると、その順位がどんどん下がっていきます（男性に限ると、2015年の最新統計では、神奈川は5位、愛知は8位と高位をキープしていますが、女性はそれぞれ17位、32位と下がっています）。

ちなみに、医学部のある大学の数は東京が13校、大阪が5校、福岡、愛知、神奈川が4校と続きます。東京はやはりダントツに大学病院が多いのです。

つまり、何が言いたいかというと、**専門医による臓器別の診療が、高齢者の健康や長寿に役立っていないのではないか**、ということです。あるひとつの疾患を抱える若い患者さんが専門医による高度な治療を受けることが、社会全体の健康促進に貢献していたはずが、人口構成がここまでがらりと変化してしまった今、臓器別診療が社会全体にとって理想的な医療の姿ではなくなってしまったというわけです。

長年、理想の医学を追求して専門医の育成に励んできたのに、ようやくそれが実現したと思ったら、社会状況がすっかり変わりニーズに応えられなくなっている。残念というほかありません。

高齢者にとって薬は毒になる可能性

薬の量を減らすことによって、寝たきりのお年寄りが歩くことができるようになった、というような医療現場からの報告もあります。

1990年代はじめ頃、「老人病院」といわれる長期入院型病院では高齢者の入院治療の定額制が実施されました（現在は廃止）。高齢者の療養型病床の入院患者には、どれほど投薬し点滴したとしても、病院には定額しか支払われないというシステムです。つまり、病院側としては、一定額しか支払われない以上、できるだけ薬や点滴の使用量を減らさなければ収益が減ってしまうということを意味します。そこで、数値の変化を見つつ、徐々に使用量を減らしていく取り組みが始まりました。結果、3分の1まで薬の使用量を減らすことに成功した青梅慶友病院では、寝たきりだったのが、歩けるまでに回復した高齢者が少なからずいたと当時の院長が講演会で語っていました。薬の過剰投与が、どれほど高齢者の体を蝕《むしば》んでいたのかがはっきりと示されたわけです。

なぜ、薬の投与が高齢者にとっては思いがけないダメージになってしまうのか。薬というのは、口から飲んだ場合、胃腸で吸収されてしばらく経ってから、血中濃度がピークに達します。その後、肝臓で分解されたり、腎臓から排泄されたりするなどして、徐々に濃度が下がっていきます。その濃度がおおよそ半分まで下がったところで次の薬を飲むと、また徐々に吸収されていくことで、血中濃度がおおよそ一定に保たれる。この半減する時間が8時間であれば1日3回の服用、半日であれば1日2回の服用、といったことになるわけです。

ところが、**高齢になると腎臓や肝臓の働きは衰えてきますから、分解するにせよ排泄するにせよ、若い頃よりも時間がかかる**わけです。さらに、投与される薬の数が増えれば増えるほど、その負担も増します。

ですから1日3回の薬を2回に減らすとか、その人の体力や症状に照らし合わせて優先順位を決め、薬の種類を減らす、といった判断が、高齢者の健康維持、体力回復のうえでも重要になってくるのです。

超高齢社会に求められるのは「総合診療」

今の時代に求められているのは、専門医よりも総合診療のできる医師です。消化器も呼吸器も循環器も診ることができて、さらに患者さんの心のケアにまで目を向けられる医師が理想です。実際、総合診療というのが時代の潮流であることは間違いなく、イギリスでは総合診療医が医師全体の50％を占めています。日本政府もまた、高齢社会における医療費抑制という喫緊の課題に取り組むべく動きました。2004年、小泉純一郎政権の時に臨床研修制度を必修化したのですが、その際に「スーパーローテート」というしくみをスタートさせたのです。

それまでは、2年の臨床研修を受けるとしても、ほとんどの研修医は1つの医局しか選べなかったのですが、新制度では、複数の専門科で研修を受けることが義務付けられたのです。8つの内科で数カ月ずつ研修をしたり、精神科も回ったり、外科医であれば麻酔科にも行くなどすることで、スペシャリストではなくジェネラリストとしての医師を育成すべく考えられた制度でした。

このアイディア自体はよかったと思います。しかし、**複数の科で研修したからといって、その研修医が総合診療のできる医師になれるかというと、それはまた別の話です。単に各臓器についての専門知識を増やした医師をつくるだけでは、どうしようもない**からです。

つまり、「循環器内科と呼吸器内科と内分泌代謝内科など、研修医時代には8つの専門科を回りました」というような医師が、どういった治療をするかというと、複数の疾患をもつ患者さんに対して、「胃の病気にはこの薬、狭心症にはこの薬で、血糖値を下げるのにはこの薬を出しますね」といった具合に、ただ単にワンストップで各科における ステレオタイプな治療・投薬をするだけ、というケースが実は少なくないのです。診察時間は短縮できるかもしれませんが、実際に受ける治療の質は何も変わりません。これでは患者さんにとって本当の意味での総合診療が受けられているとは言えません。

各臓器の専門知識を増やすだけでは総合診療はできない

「総合診療医」とは、患者さんの生活背景もひっくるめて全体的に診察したうえで、「5つの疾患があるけれど、それぞれの薬として合計15種類もの薬を飲んでいたら体がボロボロになってしまいますよ。今の状況を考えて優先すべき症状はこれになるから、それを踏まえて、薬を5種類まで減らしましょう」といったアドバイスができる医者のことです。

患者さんも、各科でそれぞれの臓器の治療を受けていた時には「泌尿器科の先生は水をたくさん飲みなさいと言うし、循環器の先生は水分を控えなさいと言う。

一体どうすればいいの？」などという矛盾に頭を悩ませることもあったでしょうが、総合診療医にトータルに診てもらえるのであれば、そうした悩みからも解放されるでしょう。

つまり、各臓器の専門知識を増やすだけでは、総合診療医は育ちません。**総合診療のできる医師を育てるには、総合診療医としてのトレーニングが必要**になるのです。常識で考えればわかることです。しかし問題は、それを教えることのできる教授が大学の医学部にどれだけいるのか、ということです。

臨床医たちの〝大学病院離れ〟が意味すること

今、順天堂大学をはじめ、いくつもの大学病院で、「総合診療科」というものが設置されています。ようやく、という状態ですが、大学病院もスーパーローテートだけでは総合診療のできる医師が育たないことに気づいたのでしょう。

ところが、大学病院における総合診療科のスタッフの割り当てはきわめてお粗末というしかありません。国立大学では、2004年に独立行政法人化した際に総定員法による縛りがなくなり、医師や看護師を自由に確保できるようになったにもかかわらず、教授の数を積極的に増やそうとはしませんでした。自分たちのライバルになるような人間は、できる限り少なくしておきたいというような意識が働いているとしか思えません。

結果として、多くの総合診療科が教授1人に准教授1人、助手が1人か2人といった程度の体制をなんとか整えた、というようなレベルにとどまっています。とてもではありませんが、超高齢社会に対応して、総合診療医をどんどん教育していこうというような気概は感じられません。

とはいえ、私は、この臨床研修制度の必修化自体は非常によかったことだと思っています。というのも、かつては出身大学やその関連病院での研修が中心でしたが、新臨床研修制度が始まると、一般病院である臨床研修病院を選ぶ研修医が増えてきたことから、**実は大学病院が臨床を学ぶ場として劣っているということ**

がはっきりと見えてきたからです。これにより、優秀な研修医を招きたいのであれば、きちんとした教育システムを整えなければいけないという競争原理が働き、大学病院側も危機意識を抱くようになったと言えるでしょう。

実際、2004年に臨床研修制度が必修になった翌年以降、研修医が研修先として大学病院を選ぶ割合は下がり続けています。

2019年には大学病院内定者は38・9%にまで落ち込みました。一方、一般病院である臨床研修病院への内定者は61・1%。この差は年々開き続けています。

医学生たちも、どこの病院で研修を受ければ、これからの時代に即した医療を実践的に学ぶことができるのか、わかっているということです。新臨床研修制度では1カ月以上の地域医療研修が必修化されている影響もあり、地域医療をしっかり担っている病院で研修を受けたいという傾向は、今後さらに加速していくでしょう。

岩手医科大学より岩手県立中央病院

研修医のトレンドが大学病院から一般病院へと移っていったことで、医局が手薄になった大学病院も出てきています。岩手医科大学の学長（当時）は、研修医たちがみんな東京などに出て行ってしまったことを問題視し、人材流出を招くような臨床研修制度の必修化はよろしくないから廃止すべきだというような要望書をたびたび政府に提出し、それを鵜呑みにした不勉強な新聞記者たちがこれを取り上げました。

たしかに、地域によって医療のクオリティが大きくばらついてしまうのであれば、あまりよろしくありません。しかし、よくデータを見てみると岩手医科大学の学長が主張するような岩手県からの研修医の流出は起きていなかったのです。

岩手県全体では、臨床研修制度が必修化されて以降、研修医が倍近く増えていることがわかりました。つまり、岩手医科大の学生たちの多くは研修先として附属病院は選ばなかったかもしれませんが、一方で、同じ岩手県内の盛岡市にある岩手県立中央病院には、定員を超える研修希望者が集まってきていたのです。

県立中央病院は、臨床に熱心な病院として研修医の間でもよく知られていました。つまり、**地域に根差し、臨床に力を入れている病院には、東京だろうと東北だろうと、きちんと研修医が集まってきていた**ということです。岩手医科大附属病院に研修医が集まらなかったのは、東京に行ってしまったせいではなく、すぐ近くの県立中央病院に行ってしまっていたからだったのです。

付け加えておくと、臨床研修制度が必修化されて以降、研修医がもっとも減ったのは実は東京都でした。もちろん大学の数も募集定員も多いので、研修人気ランキングでは上位に来る東京の大学が多いわけですが、新制度が始まる前との比較では、研修医の数はかなり減少しました。２００３年度には１７０７人もいた研修医が、２０２１年度には１２７５人ですから、４３２人も減っているのです。

臨床研修制度が必修になったことによって、地方から研修医が流出したのではなく、東京であろうが地方であろうが、**まともな教育も臨床もせずに教授がふん**

ぞり返っているだけの大学病院には研修医が集まらなくなったということでしょう。ついでに言うと、この学長のように調べればわかるようなウソを平気でつく医学部教授も少なくないのです。

その意味では、大学病院が危機感を持って組織改革に挑み、時代の要請に応えられるような教育と臨床の実践に取り組んでいくことにつながるのであれば、臨床研修の必修化には大きな意義があったとみるべきでしょう。

長寿なのに医療費が安い長野県

ところで、総合診療という視点を早くからもち、地域に根ざした医療を行ってきたことで、総合診療医の数が日本で一番多いと言われている県があります。どこかわかりますか。

それは長野県です。私が考えるに、県内唯一の大学病院である信州大学医学部附属病院が権威の上にあぐらをかいているような病院ではなかったことに加え、地域の開業医や診療所と連携しながら、総合診療を実現してきた佐久総合病院や諏訪中央病院などの存在が大きかったといえるでしょう。

長野県の平均寿命は男性で全国2位、女性は全国1位です。一方で、都道府県別の一人あたり医療費が安いことでも知られています。**長寿の県なのに医療費が安い**のです。

佐久総合病院は、農村医療の父と言われた若月俊一先生をリーダーとして、地域に密着した医療に徹してきたことで知られています。あるいは、人生哲学を積極的に発信してこられた鎌田實先生が率いる諏訪中央病院は、地域連携部を設置して地域医療に力を入れていることで有名です。

こうした総合病院の取り組みが県民の健康と長寿に大きく貢献しているのは間違いありません。あるいは、長野県は保健師さんの数が多いことでも知られています。つまり、病気になる前の取り組み、予防医学にも力を入れているのです。

大学ブランドにあぐらをかいて患者が来るのを待つだけで、専門分化型の治療

で自己満足しているような大学病院の教授と、地域に積極的に出て行き、開業医や診療所と連携しながら啓蒙活動にも取り組む一般病院の医師――高齢になったときにどちらの医師に診てもらいたいと思うでしょうか。答えはきっと明らかでしょう。

大学病院が権威化している謎

そもそも、大学病院がなぜ権威化しているのか、よく考えると不思議です。

大学病院の役割として、もちろん最先端の研究に基づいた治験的な治療を行っているということはありますが、**最先端であるということイコール安全・安心の治療とはならない**はずです。

そして当然ですが、大学病院のもうひとつの役割として研修医の養成も担っているわけです。まださまざまなデータが十分に蓄積されていない新薬、そしてまだ半人前の研修医。そんなところでリスキーな治療を受けるわけですから、米国などの大学病院では安価で治療が受けられるようになっています。そのうえで、しっかりとしたレジデント制を整備し、指導医による適切な指導が徹底されています。研修医を臨床に参加させるということは医師の養成のためには欠かせないことである一方、患者さんにとってのリスクにもなるわけですから、その点をきちんと見極め、リスク回避のための手段を適切に講じているということです。

一方の日本の大学病院では、果たしてどのような人が研修医を指導していると思いますか？　一般的には、医局のなかの一番の若手である助手が研修医の指導医（オーベンと呼ばれる）となります。1人の助手が3、4人の研修医を担当します。では、この助手は熱心に研修医の指導を行うのかというと、そういうわけではありません。というのも、多くの助手たちは論文の執筆に忙殺されているからです。自分が出世したければ、**研修医の指導などに時間を割くよりも、1つでも多くの論文を書いたほうが評価される**のですから、助手ばかりを責められませんが。

そもそも多くの大学では、教授会で教授を選ぶというシステムです。教授の覚えめでたくならない限り、教授になるための出世への道は開けません。そこで、教授に認めてもらうべく論文の執筆に励むのです。ミミズだのラットだの、人間の臨床からはおよそかけ離れた動物実験ばかりやっている助手たちが論文をいくつも仕上げて教授に選ばれていく。こんな井の中の蛙のようなヒエラルキーを温存している限り、大学病院に患者主体の医療の実践など期待しようもありません。

その結果、患者さんの容体が急変し、その場には研修医しかいなかった場合、指導医は電話で指示を出すという事態もあるようです。私が研修医の頃に聞いた話ですが、胃からの出血に対し、本来は胃の管に注入すべきマーロックスを点滴から投与して患者さんを死なせてしまうというような医療ミスの話が頻発していました。こうした話が表に出てくることは、まずないのですが。

数年前には、群馬大学医学部附属病院で肝臓の手術を行っていた医師が、過去に腹腔鏡および開腹の手術で30人もの患者を死なせていた事態が発覚しています。

大学病院であれば一流の医療が受けられるという幻想から、いい加減、目を覚ますべきでしょう。その後も群馬大では、透析用のカテーテルを抜く際に頭部を上げたままの状態で抜いてしまい、患者さんに意識障害を負わせる医療ミスが起きていたことが2021年に発覚しています。

厳しい言い方になりますが、群馬大学病院を選んで治療を受けている患者さんたちも、勉強不足な側面があったと思えて仕方がありません。**医療過誤が多発している大学病院にのこのこと治療を受けに行くなど、自分から実験台としてご自由にどうぞ、と命を差し出しているようなもの**ではありませんか。やはり、自分の大切な体を預けるのですから、最低限の情報収集をしてから病院を選ぶべきだと思います。

製薬マネーと大学病院

冒頭、臓器別診療の結果、複数の不調を抱えている高齢者は、それぞれの不調に対して薬が処方されるため、毎日10剤も15剤も飲んでいるというような場合が少なくないと書きました。大量の薬を飲むことで健康が促進されるならばいいのですが、逆に体への負担が増して、内臓がボロボロになるリスクのほうが高くなってしまう人も大勢います。本来であれば薬を減らしたほうが体へのダメージも少なくなり、医療費も削減できますし、長生きできる可能性が高くなるというのに、なぜ高齢者の薬漬けはなかなかなくならないのでしょうか。

かつて、製薬会社と大学医学部の教授との癒着ぶりは目に余るものがありました。2014年に起きた「ディオバンデータ改ざん事件」を覚えている人はいるでしょうか。ノバルティスファーマ社の高血圧治療薬のディオバン（一般名・バルサルタン）の臨床試験のデータが改ざんされていたことが明るみに出た事件です。

ディオバンは血圧を下げるだけでなく、脳卒中や心筋梗塞のリスクも下げられる薬という触れ込みで広く使われるようになった治療薬で、2012年には10

８３億円もの売り上げを記録しています。日本の高血圧患者はおよそ４０００万人いると推定されており、この巨大な市場をディオバンが席巻したのです。こうした流れの決め手となったのは、医師向けの広告に使われた京都府立医科大学と東京慈恵会医科大学の論文データでした。この論文では、ディオバン投与によって心血管合併症の発症が大幅に抑制されるという驚きの結果が示されていたのです。

　ところが２０１４年、京都大学の医師が慈恵医大の論文に対する懸念を表明したのをきっかけに、論文のもととなった研究データの不正操作疑惑が次々と浮上、論文は掲載誌から撤回され、厚労省による事実解明のための委員会が立ち上げられる騒ぎとなりました。これにより、ノバルティスファーマ社の元社員がそれぞれの治験に関与し、統計解析などの不正操作を行っていたことが明らかになりました。つまり、**大学病院の医師が、自らの医師生命をかけるべき論文データにおいて、製薬会社による不正操作を許していたわけです。**ディオバンが薬としていかに優れたものかを広く宣伝広告させるための不正操作であることは言うまでもありません。研究者としての矜持はどこへ行ってしまったのでしょうか。

この事件が起きた当時は、日本製薬工業協会が「企業活動と医療機関等の関係の透明性ガイドライン」を策定し、自主的に製薬会社による医師への「接待」を規制強化したばかりのタイミングでした。ゴルフやカラオケ接待の禁止、研究会や講演会での二次会費用負担の禁止、飲食店では上限を2万円(下げてこの金額です。いかに一般常識とかけ離れているかがわかります)までにするなどのほかに、製薬会社主催の講演会での講演料なども原則公開にするということが打ち出されていました。

ちなみに、製薬業界がこのガイドラインによって自浄努力の姿勢を示したのに対し、日本医師会と日本医学会は製薬会社との関係の改革に及び腰になりました。彼らは日本製薬工業協会に「要望書」を出して、講演料や原稿料の開示に1年の猶予期間を設けるようにと泣きつきます。製薬会社が医師たちを利用しようとしていたというよりは、**医師たちのほうが製薬会社に取り入って、製薬マネーにたかっていたと言う**べきようなお粗末な有り様だったのです。

薬のエビデンスはアメリカ頼み

事実上の接待禁止になり、あからさまな癒着もできなくなった医師にとって、製薬会社との蜜月は、表向きは終わりを告げました。

今の医学部教授たちの流れは、製薬会社に取り入っても旨味がないため、厚生労働省に取り入ることで政府の審議会の委員などに入れてもらい、自分の発言力を強める、という方向に向かっているように感じています。うつ病学会も、2012年にガイドラインが出されて製薬会社からの接待が受けられなくなるや、軽症うつの場合には投薬ではなくカウンセリングで、などという治療方針を打ち出しました。金を出さないのならば、もう薬など使ってやらない、というようなあからさまな対応だったように見えます。

一方の厚労省としても医療費の多くを占める薬剤費を圧縮したいわけですから、薬はなるべく減らす方向に向かっていくことになりました。この流れ自体はよいことだと私は思っています。

ただし、厚労省が減らせと言っているから減らすべきだ、製薬会社から金を引っ張れないから使ってやらない、というのは、学者としてとるべき態度ではないと感じます。

きちんとしたエビデンスに基づいて発言をすべきで、どちらの立場に同調していたほうが得だとか損だといった計算で学者が発言すべきではありません。そんな**下心で医療方針があっちにブレたりこっちにブレたりしては、患者のほうがたまったものではありません。**

本来は、米国の製薬会社がやっているような、ランダム化比較試験（RCT）を行ったうえで投薬の是非を判断すべきです。投与した人と投与していない人を長期間にわたって比較する大規模調査を行い、投与したほうが5年後、10年後の死亡率が低下するとか、心筋梗塞になる率が減少するといったエビデンスをとるべきなのです。そのエビデンスに基づいて、薬の有益性を判断する。きわめて当たり前のことです。

ところが、日本の医療業界はRCTという手間ばかりかかる試験にはきわめて不熱心で、アメリカのエビデンスを持ってきては、それを日本でのエビデンスとみなすというようないい加減なことをやっています。アメリカのエビデンスがそのまま全部日本人に当てはまるのであれば、そもそも日本において改めて治験をやる必要もないはずでしょう。そういうダブルスタンダードを平気で許してしまうのが日本の医療行政であり医学部なのです。

なぜアメリカがそのようなRCTをきちんと行っているのかというと、その薬を投与することで5年後の死亡率が下がる、心筋梗塞を発症する率が下がるといったことが明確にならない限り、保険会社からお金を引っ張り出せないからです。ところが日本の場合、保険機関はそうしたことは重視しません。**血圧を下げる薬**

は血圧を下げさえすればいいのであって、その薬によって死亡率が上がろうが関係ない、という緩いスタンスです。

儲かるから薬を大量に処方するわけではない

もうひとつ、付け加えておくならば、薬を多く処方するのは、医者が薬を売って儲けたいからではないかと勘違いされている患者さんが時々いますが、それはまったく当てはまりません。処方する薬が1種類から3種類になったからといって、処方箋の報酬が3倍になるわけではありません。むしろ、処方箋に書かれている薬の数が多いほうが、診療報酬は削られてしまうのです。

ですから、薬を大量に処方する医師は自分が金儲けをしたくて出しているわけではなく、総合診療医としてのまともな教育を受けていないために、結局、それぞれの症状に合わせて『今日の治療指針』といったアンチョコ本をもとに標準治療薬を全部足すことしかできないために薬が大量になってしまっているだけ、ということです。

いずれにしても、総合診療医がまともに育っていない大学病院では、高齢者の健康を少しでも長持ちさせるべく、心身の状態を総合的に診ることのできる医師などほとんどいない、ということです。

次章では、治療の指針となる「基準値」というものがいかにあてにならないか、数値だけを見て患者の顔すらまともに見ようとしない医師たちの「ウソ」を明らかにしていきたいと思います。

第二章　医者の9割は信用できない

正常値絶対主義

第一章では、大学病院の医師たちの多くが、臓器別診療という専門分化の弊害により、「臓器は診れども人は見ず」といった診察になりがちで、トータルでみると高齢患者のリスクを高めるような治療・投薬に陥りやすいことを指摘しました。

なぜそのような「患者のリスクを高めるような治療や投薬」が平然と行われているのか。その背後にあるのが、**9割以上の医者が陥っている「正常値絶対主義」とでもいうべき現代医療の問題**です。

とかく、私たちは何かというと「正常値（基準値）」以下、「正常値」以上というように、自分の健康状態のバロメーターを正常値で判断しようとします。多くの人がせっせと受けている健康診断もそうですね。基準値が常に示されて、それよりも高かったり低かったりするとC判定やD判定がついたりします。血圧が高いとか、コレステロールが高いとなると、医師から運動や食事についての厳しい指導をされたり、薬を処方されたりします。

あるいは、厚生労働省が2007年に義務付けて翌2008年からスタートしたのがメタボ健診ですが、このメタボ健診において肥満度の尺度としてたびたび持ち出されるのがBMIという数値です。体重（kg）を身長（m）の二乗で割ったもので、世界保健機関（WHO）の基準では「18・5～25未満」に収まるように指導されます。

しかし、世界中のさまざまな統計においても、実はBMIが基準値の25を少し超えたあたりが一番長生きだという結果が出ています。2006年、アメリカで29年にわたって国民の健康栄養を追跡した調査結果が発表されました。これによると、いちばん長生きなのはBMI25～29・9の「太り気味」の人たちで、一方、18・5未満の「痩せ型」の死亡率はその2・5倍も高くなっていました。

日本でも、厚労省の補助金を受けたある研究結果によると、40歳の時点での平均余命がもっとも長かったのは、男女ともにBMI25～30未満の「太り気味」で、男性が41・6年、女性が48・1年でした。一方、もっとも余命が短かったのは18・5未満で、こちらは男性が34・5年、女性が41・8年。**痩せ型よりも太めの人の方が、平均で7年ほど長生きする**という結果が出たのです。そうなると、そもそものBMI「18・5〜25未満」という基準値にどのような根拠があるのか、ということになってきます。メタボ健診とは真逆になりますが、ややぽっちゃりめのほうが、よほど長生きできるという結果が出ているのですから。

数値のことばかり指摘してくる医者に、振り回されてはいけないのです。

正常値とはあらゆる世代を含めた「平均値」

多くの人が疑いを持たずに健康のバロメーターとしている「正常値（基準値）」ですが、実際には、「この値がもっとも健康を維持できる」あるいは「長生きできる」という根拠があるわけではありません。では**正常値とは何かというと、「平均値」のこと**なのです。しかも多くの場合、年代別の平均値ではなく、あらゆる世代をひっくるめた平均値が「正常値」として設定されています。

しかし、平均値が正常値となってしまうなど、本来はおかしな話です。たとえば、成人男性の身長の平均値はおよそ170センチ。では、その前後10センチを加えた160センチから180センチを「正常値」にしましょう。それ以下とそれ以上は正常値から外れた異常な数値です、と決めてしまうようなものです。

さらには、全世代における平均値ですからさまざまな機能が低下してきた高齢者が、そのように決められた「正常値＝平均値」から外れやすくなってくるのも当然といえば当然です。

高齢者の場合、血管の弾力性が失われてくるため血流が悪くなり、血管に対して血流の圧がかかりやすくなってきて数値としての血圧は高くなる傾向にあります。しかし、その人の健康を本当に考えるのならば、正常値まで下げることを優先するよりも、血管を太く元気にすることを考えたほうがいいのに、「正常値絶対主義」に陥った医師たちには、血圧という数値を下げることが主目的化してしまうのです。

もちろん、糖尿病におけるヘモグロビンＡ１ｃのように、病気のリスクを高めるという根拠がある程度明確になっている正常値もあります（それであっても、後述するように、正常値が必ずしも死亡率を下げるわけではないという試験結果が出ているわけですが）。

繰り返しになりますが、正常値というのは多くの場合、全世代の平均値から導き出された数値でしかなく、そのうえ、さまざまな機能が低下してきた高齢者にとって何を「正常値」とすべきかというのは、実は「よくわからない」というのが正解なのです。**高齢者の場合はとくに、数値に過度に惑わされることなく、その人の暮らしやすさ、人生の晩年をいかに快適に過ごせるかということをもっと優先した治療を行うべきです。**

糖尿病の正常値に関する欧米の調査

ところで、前述した糖尿病の治療におけるヘモグロビンA1cの正常値の扱いについても、「正常値」を厳しくコントロールしすぎることの弊害を明確に示した試験が存在します。

米国の国立衛生研究所の下部組織が主導して2001年に開始したアコード（ACCORD）試験です。計1万人の糖尿病患者に対して行われた大規模なものでした。ヘモグロビンA1cを、当時正常値とされていた6％に抑える「強化療法群」と、それよりも少し緩い基準の7・0〜7・9％までに抑える「標準療法群」という2つの群に分けて調査をしたところ、わずか3年半の観察期間で、死亡率に有意な差が出たというもの。それも、正常値の6％に抑えた「強化療法群」のほうが死亡率が高いという驚くべき結果が出たのです。

当時、糖尿病治療の権威というべき医師たちをはじめ、日本の医学部の教授たちはこの試験結果を見事に無視しました。しかし、正常値まで数値を下げたほうが死亡率が高くなるなど、どう考えてもおかしなことと思われることでしょう。

実際、このアコード試験の結果を見て、欧米の研究者たちは同様の調査を実施してさらなる検証を試みました。エビデンスに基づいて合理的に治療をすべきだと考えるならば、当然の反応だと言えます。なかでも本格的な調査を行ったのが、イギリスのカーディフ大学のブレイク・ハリー博士でした。ハリー博士は4万8000人を対象に調査を実施、その結果、死亡率がもっとも低くなるのは、ヘモグロビンA1cが7・5%の時であるという結果を得ました。この数値を比較基準としたとき、11・0%まで上昇すると死亡率が79%上昇することがわかりましたが、一方で、6・4%まで下げてしまっても死亡率が52%上昇することが判明したのです。

のちに日本では、厳格にヘモグロビンA1cをコントロールしすぎると重症低血糖を起こしやすくなり、これにより心不全などの合併症リスクが高まるようだと分析され、やみくもに数値を下げればいいのではなく、コントロールの質が重要なのだという認識につながっていきました。**「正常値絶対主義」がいかに危ういものであるかを思い知ることになった調査結果**だったのです。

しかしいまだに、糖尿病の権威として君臨しているような医学部の先生方のなかには、正常値になるまでインスリンを打たせ続けるような治療をしている人も少なくないようです。

正常値の「基準」を上げることに反対する医師

かつて、血圧の基準や血糖値の正常値（基準値）をもう少し上げても大丈夫であるということが、人間ドックを受けた人たちの予後調査から見えてきたと人間ドック学会が発表した時も、循環器学会などがその発表をデタラメ扱いして基準を上げることに反対したということがありました。日本の医師の世界というのは、きちんとしたデータを持っている人よりも肩書のほうが勝ってしまうというおかしな世界なのです。人間ドックの医者が言っていることが、大学医学部の教授の言い分よりも正しいなどということがあってはいけないというわけです。

「正常値絶対主義」に凝り固まって人間を見ない医師、患者の死亡率を上げてしまうかもしれないというエビデンスに対し、謙虚になろうともしない医師たちが一日でも早く引退していくことを願うばかりです。

健康管理しないほうが健康になった⁉

もうひとつ、興味深い調査研究があります。「フィンランド症候群」に関するものですが、この名前を出そうものならば、日本の多くの医者は「デタラメ」だと怒り狂うことでしょう。自分たちのレゾンデートルが脅かされかねないからです。しかし、デタラメだと主張するのであればまず、自分たちも同規模の調査研究を日本で行うべきだと思います。

この調査研究は、１９７４年から１９８９年までの15年間にわたってフィンランドの保険局が行った大規模調査のことです。循環器系が弱く血圧やコレステロール値などが高めの40～45歳の男性1200人を対象に、きちんと健康管理をする介入群600人と、健康管理に何も介入しない放置群600人に分けて、15年かけて健康状態の追跡調査を行いました。

介入群には最初の5年間、4カ月ごとに健康診断を行い数値が高い人にはさまざまな薬が処方され、アルコールや砂糖、塩分の抑制を含めた食事指導や運動などの生活指導も行われました。一方の放置群のほうは、定期的に健康調査票に記入するだけで調査の目的も知らせずに、文字どおり放置しました。

6年目からはどちらのグループも健康管理を自己責任に任せたうえで、15年後にその健康状態の追跡調査を行いました。

その結果は、多くの人の予想を裏切る衝撃的なものでした。**がんなどの死亡率、自殺者の数、心血管性系の病気の疾病率や死亡率などにおいて、きちんと健康診断を受けて投薬治療や食事制限をされた介入群のほうが、放置群よりも高いという結果が出たのです。**とくに、介入群には数名の自殺者がいましたが、放置群では皆無に等しいものだったようです。

つまり、介入的な健康管理によって血圧やコレステロール値などが数値的には改善していた人たちが、逆に死亡率が高くなっているという結果が出たのです。

この研究結果は非常に示唆的でした。**数値的な改善が死亡率の低下にはつながらない**という一つのエビデンスが示されたといえます。つまり、治療の常識を根本から問い直すようなものだったのです。

ところが、この調査結果が発表されたとき、日本の医学部の医師たちはほとんどまともにとりあおうともしませんでした。それはそうでしょう。自分たちが健康管理に介入しないほうが長生きできるなどと言われてしまっては、立つ瀬がありません。

しかし、頭ごなしに「こんな調査はインチキだ」と否定するのではなく、そこから学ぶべきものを学んで自分たちのよりよい治療に生かしていくべきではないでしょうか。もし「インチキだ」と主張するのであれば、自分たちも同じように

15年もの年月と費用をかけて、こうした大規模調査を行うべきでしょう。反証できる結果を示して「どうだ、きちんと介入したほうが死亡率は下がるではないか」と主張すればよいのです。それをせずに、自分たちの常識と反するものが出たからといって、頭ごなしに「インチキだ」と否定するのは、科学者が科学を否定するにも等しいことです。

太っている人は誰もが不健康とは限らない

「正常値絶対主義」は、医療界の随所で見られます。

厚労省の旗振りのもと、社会全体でメタボリックシンドローム対策に取り組んでいますが、この背後には「メタボの人はリスクが高くなって医療費がかさむ」ということが定説としてあるわけです。そうなるとすぐ、メタボな奴は医療費をたくさん使うからけしからん、という論調になりがちです。でも、なぜそういうことになってしまうのか、その根本を真剣に考えてみたことはありますか。

実は、医療費をたくさん使っている＝太めの人のほうが不健康である、ということにはなりません。そもそもなぜ、医療費をたくさん使わされているのか、ということから考えるべきでしょう。

たしかに、太めの人のほうが中性脂肪やコレステロール値は高くなり、血圧も高い傾向にある場合が多いでしょう。そのために、医者からは中性脂肪を減らすように、コレステロールや血圧を下げるようにと言われ、「正常値」に近づけるための薬を処方されます。それが結果的に医療費を押し上げます。つまり、「あなたの数値は問題だから下げます」と言われて薬を投与されるから医療費をたくさん使っているだけの話であり、「不健康」かどうかは、フィンランド症候群やアコード試験の結果からもわかるように、そう単純には言えないということです。**太めの人間が不健康だから医療費が高いのではなく、太めの人間の数値を下げようとするから医療費が高くなる**のです。

しかし、コレステロールや中性脂肪、血糖値を本当に薬で下げる必要があるのかどうか。そのことからまず疑ってかかるべきだと、フィンランド症候群やアコード試験の結果は私たちに示しています。

薬を飲めば100%治るわけではない

たしかに血圧が高ければ、総体的には脳血管疾患のリスクは高くなります。実際に血圧が下がれば、脳梗塞や脳卒中は統計的に減少します。しかし、その減少幅や、そもそも果たしてどれくらいの人が脳卒中になるのかといった全体の割合を見たうえで治療選択をすべきです。治療を受けるのも受けないのも、どちらも選択としてありえるでしょう。どちらが「正解」でどちらが「不正解」とは言えません。その**選択は本人に委ねられるべき**ものです。

というのも、血圧が160の人の場合、降圧剤を飲んでいたとしても、6年後には6%の人が脳卒中になるという研究があります。一方、薬を飲まなければ、およそ10%の人が脳卒中になるということが同時に示されました。薬を飲むことで4％の人が脳卒中にならずに済むということです。ですから、脳卒中のリスクを避けるために降圧剤を飲むべきだ、という考え方もできます。

しかし一方で、脳卒中の薬を飲まなくても90％の人は脳卒中にはなりません。一方で、飲んでいても6％の人は脳卒中になる。つまり、**「血圧の薬を飲めば脳卒中になりません」とは言えませんし、「血圧の薬を飲まないと脳卒中になりますよ」と言うのは、もっと大きなミスリード**です。

脳卒中の可能性を10％から6％に下げるために降圧剤を飲み続け、減塩などの食事療法を続けるのか。10％という発症率をどうとらえるのか、という問題になります。それが高いのか低いのか。10％は高くて6％は低いと思う人は、降圧剤を飲み続け、食事制限を厳しく自らに課すという選択をすればいいですし、生きていく以上、その程度はリスクのひとつとしてありえるだろうと思う人は、自然に任せる、という選択をすればいいのです。

もはやこれは、**医者や厚労省が口を出すべき問題ではなく、その人の人生哲学**

に基づいて判断すべきことでしょう。

ところが、政府や医療機関が過剰にメタボ対策を推進すると、太めなのになんの対策もとらない人に対する風当たりが強くなり、太っているのになんの手を打とうともしていない、いずれ医療費がかかってくる迷惑な人、といった印象に誘導してしまいます。

繰り返しますが、血圧やコレステロールが高めだからといって正常値に下げさせようとすることが医療費を押し上げているのです。そのままにしていても9割の人は脳卒中を起こすこともないのに、脳卒中を起こしかねないといって無理やり投薬し治療をする。どちらのほうが医療費の無駄遣いにつながるのでしょうか。

メタボ健診は製薬会社が利益を上げるための道具!?

ところで、なぜこうもメタボが問題視される存在になってしまったのでしょう。

厚労省がメタボリックシンドロームの早期発見のためにメタボ健診を義務付ける

ことを決めたのが2007年。その翌年からメタボ健診がスタートし、あっという間に「メタボ＝成人病予備軍」のイメージが拡散しました。

メタボの基準となるのは、ウエスト周りのサイズ、中性脂肪値やHDLコレステロール値、血圧そして血糖値です。ウエストは、男性で85センチ以上、女性で90センチ以上。中性脂肪値は150㎎／dℓ以上、HDLコレステロール値は40㎎／dℓ以上。血圧は最高血圧が130㎜Hg以上、最低血圧が85㎜Hg以上です。そして空腹時の血糖値が110㎎／dℓ以上。血圧は基準値の範囲より低めに設定されていますし、男性でウエスト85センチなどと一律に決めつけてしまったら、多くの人がひっかかるでしょう。しかし、右の基準を上回る項目が2つ以上あるとメタボリックシンドロームと判定され、健康管理の指導を受けることになります。

このメタボリックシンドロームを提唱したのは、大阪大学の松澤佑次名誉教授です。**このメタボリックシンドロームという概念は製薬会社が利益を上げるための道具であって、病気でない人まで病気扱いしてしまうことで、かえって医療費**

は増大するのではないかと国会の場でも指摘されました。

さらに、この教授が製薬会社から巨額の研究費を受け取っていたことや、製薬会社の薬のパンフレットの監修をしてることなどが指摘され、客観性を疑問視される事態となり、改めて、このメタボの診断基準の合理性に対する疑問の声が湧き上がりました。

当時、米国糖尿病協会と欧州糖尿病研究協会がメタボリックシンドロームの診断基準は批判的に吟味すべきという声明を共同で発表していましたが、そうした批判的な見解について、日本のメタボの権威である大学教授たちが触れることはありませんでした。

メタボ診断の基準について、心血管疾患の発症リスクが高まるかどうかについても十分なエビデンスはないという見解が、欧米では一般的だったわけです。

そのうえ、東北大学公衆衛生学研究グループが1995年から2006年にかけて4万4000人を対象に実施した調査では、**メタボと診断されるような太め**

の人のほうが痩せ型の人よりも6～8年ほど寿命が長いという結果が出ています。

そもそも、死因の1位が心筋梗塞などの心疾患である欧米と、死因の1位ががんである日本とを、同じ基準でリスクを診断しようという時点で無理があります。がんの場合は痩せすぎると逆に死亡リスクが高まるためです。

厳しいメタボ基準で痩せ志向を煽ることは、結果として別の死亡リスクを高めかねないわけです。

なぜ厚生官僚は医学部教授と喧嘩ができないのか

このような無茶な基準を押し付けてくる医学部教授に対して、本来は厚労省の官僚がきちんと勉強したうえで医者たちと喧嘩ができるくらいにならなければ、彼らの暴走を止めることはできません。

私が米国に留学して驚いたのは、保険会社は大勢の医師を雇っていて、保険を支払う際に、その治療がどのようなエビデンスに基づいているのかなど、容赦なく病院側を攻めてくることです。喧嘩腰なのです。病院の医師も、きちんとエビデンスを提示して保険会社の医師を説得することで、ようやくその治療に保険が下りる。そもそもの姿勢として、病院側は科学的根拠を非常に重視するわけです。

一方の日本の大学病院は、そうしたエビデンスに対する意識が非常に希薄です。先ほども書きましたが、**科学的根拠よりも医学部の教授などといった肩書が勝ってしまう世界**です。そのため、厚労省の官僚たちも、大学の医学部教授と喧嘩をしてでもきちんとしたエビデンスを求めるといった気概がありません。そもそも、喧嘩をするためにはきちんとした理論武装が必要ですが、まともに勉強をしていないのではないかと思います。

本来は、この基準値にどういった科学的根拠があるのかとか、ある特定の薬剤を積極的に勧めていくことは、結果として医療費の無駄につながるのではないか、というようなことを主張するのが厚労省の官僚の務めだと思うのですが。

コロナ対策においても、感染症の専門家たちが「感染拡大抑止」という観点のみで暴走、自粛一辺倒になったときに、違う視点から国民の健康を守るために言うべきことがあったはずです。しかし、きちんと勉強をしていないためなのか、反論ができない。結果として感染症専門医たちの言いなりになってしまったと思います。

大学教授が権威化し、大学が聖域化する裏事情

厚労省が大学教授たちの言いなりになってしまう背景のひとつに、天下り問題があります。

現在は、国家公務員法により、省庁からの企業への天下りは厳しく制限されています。ところが**例外的にどんどん天下りできてしまうのが大学**です。論文を1本も書いていないような元官僚が教授になれてしまう世界です。

鈴木寛さんという元通商産業省（現・経済産業省）の官僚だった方は、政治家に転身して文部科学副大臣になりましたが、のちに東京大学と慶應義塾大学の教

授に同時就任したことで注目を浴びました。国立大学と私立大学の正教授になった第一号だということでご本人もすごく誇らしげでしたが、論文の数などの業績を見る限り、政治の力学以外の何物でもないように感じました。もちろん、彼は官僚から政治家に転身したのちの教授就任なので、単純な天下りとは異なりますが、そうした政治力学が容易に幅をきかせるのが大学という組織なのだと改めて思い知りました。

大学が、官僚たちの貴重な天下り先として機能し続けていることと、官僚が強気で大学改革を進めていけないことは、地続きのように感じています。

私は、論文を書くとか、それなりの学位を取得するまでは、官僚の大学教授への天下りは禁止すべきだと思います。そうでなければ、官僚と大学の馴れ合い関係は断ち切ることができませんし、その関係を断ちきれなければ、まともな大学改革など実現できるわけがありません。

大学入試制度改革の一環として2021年からは共通テストがスタートしまし

たが、改革の目玉のひとつだった英語のスピーキングおよびヒアリング試験や民間英語試験の成績活用、記述式の導入などは、採点事業者の採点ミスの可能性や、中立性の問題、機会の公平性などの懸念が噴出し、実施が2025年以降に延期されるという混乱が起きています。かなり場当たり的に制度をいじくりまわしている一方で、肝心要《かなめ》の大学改革の本質の部分が置き去りになっているという印象が否めません。つまり、面接を導入するとか記述式を導入するといった小手先の入試改革をしたところで、選考する教授の側の権威主義が改善しない限り、選抜システムがまともに機能しないでしょうし、入学後も最高学府として切磋琢磨していけるような学びの場にはならないだろうと思うのです。

まともな教育システムを構築している国であれば、小中高校までは一定の詰め込み教育をしたうえで、大学になったら教授と議論を戦わせるような教育をしているのに、日本の場合は小学校や中学校ではゆとり教育を導入し、大学でも、教授の解説を単にノートに書き写させるような講義をやっている。これでは、教授の説を批判なく丸呑みする学生が成績優秀ということになってしまいます。最高学府の学びがこれでよいのでしょうか。

結果として、日本の教育がどんどん世界から遅れをとっていきます。大学病院もその例外ではなく、**専門分化で権威化した教授たちがつくり出したヒエラルキーにガチガチにされた現状**で、どうして本当に患者のニーズにかなった優秀な研修医が育っていくでしょうか。

9割の「総合診療医」は看板だけ!?

それでは、大学病院ではなく地域の病院であれば、いわゆる総合診療をしてもらえるのでしょうか。残念ながら、**巷に溢れる「往診もします」と言っている町の医者のほぼ9割は、総合診療の知識もないのに、総合診療ができるかのような看板を掲げているだけ**だと思っていたほうがいいでしょう。

スーパーローテートを導入したことで、研修医は複数の医局を経験することが義務付けられましたが、専門分化した複数の医局で数カ月ずつ研修したところで、総合診療医としてのスキルを身に付けられるはずもないことはすでに述べたとおりです。

まして、大学病院で医師として長年実績を積んでいるとしても、実は循環器しか診たことがない医師、呼吸器しか診たことがない医師というのが大勢いるわけです。このような医師が多くの場合40代くらいで開業するわけですが、たとえば循環器内科の専門医だった医師が、「内科」という名前で開業して、「訪問診療もやります」と、掲げるのです。なぜかというと、いまや町医者にとってのメインの客層は高齢者ですから、いわゆる「循環器内科」や「呼吸器内科」といった専門性を掲げて開業してもそれほど集客できないためです。

しかし、**いくら総合診療をやりますと看板を掲げたところで、臨床をしたことのない専門外の疾患に対しては、どのような診断が正解なのかよくわかりません。**

そこで、医師たちのアンチョコ本である『今日の治療指針』が大活躍するのですが、総編集者の一人は東大循環器内科学の教授である小室一成氏です。小室氏といえば、第一章で取り上げたディオバン事件の当事者の一人。小室氏は高血圧治療薬ディオバンの臨床試験において、元ノバルティスファーマ社員を統計解析に関与させて、ディオバン群に有利な結果となる方向に偏らせた論文を発表したことが明らかになり、調査委員会からその論文撤回の勧告とともに「厳重注意処分」を受けた教授です。

そういった人が総編集として指揮をとった『今日の治療指針』が全国の医者たちの治療のアンチョコ本として今日も読まれ、治療が行われているのです。日本の医学のでたらめぶりを象徴しているようで、心底情けない気持ちになります。

ガイドライン原理主義という無責任

なぜ、目の前にいる患者ときちんと向き合おうとしないで、そんなアンチョコ本に頼るのでしょうか。なぜ検査データを見る以外の診察ができないような医師ばかりなのでしょうか。やはり**大学病院での臓器別診療の弊害が大きい**と言わざるをえません。

日本全国どこに行っても等しく同じレベルの治療が受けられるということは、裏を返せば、**世界で一つしかない自分の心身の特性に応じた個別の治療は受けられない**、ということでもあります。アンチョコ本に頼るよりも、目の前の患者が何に苦しんでいて、どういう生活ぶりをしていて、どういった状態になるとよりよく生活できるだろうか、ということに目と耳と頭脳を総動員して向き合うべきではないでしょうか。

医師としてのガイドライン（医療指針）に沿った治療をしておけば、少なくとも何かが起きたときに責任追及から逃れることはできます。ガイドラインに定められているとおりの治療を施したにすぎない。医師として落ち度はない、と主張できます。

しかし、医療の常識も時代とともに変化していきます。さらには、**50歳の働き**

盛りの人に対する治療と、75歳で体力も低下してきている人に対する治療がまったく同じでいいわけもありません。それなのに、全世代共通の「正常値」と、十年一日のような医療指針を信じて疑わず、臓器の数値を正常値に戻すことに主眼を置いた治療に邁進する医師のいかに多いことか。

「常識」を疑わない日本の医師

そもそも、医療の定説というのは常に覆されてきました。定説が覆されることで医療は進歩してきたのです。これはあらゆる学問に共通していることでしょう。これまでの定説を疑うことなしに、人類の進歩はありません。

ところが、日本の医学部の研究者たちは定説を覆すことに恐ろしく後ろ向きです。

『ニュー・イングランド・ジャーナル・オブ・メディシン』(NEJM)という国際医学雑誌をご存じでしょうか。200年の歴史があり世界中の医師や研究者たちから、世界最高水準というべき臨床研究の論文が寄せられている週刊総合医学雑誌です。いわゆる世界の医療の最先端の知見が詰まっているといえますが、不思議なことに、日本人の論文はわずか1％ほど。日本の医師ほど大学の医局に残りたがる国はほかになく、**研究者の割合は世界一高い国なのに、なぜか臨床論文はたったの1％、つまりほとんど掲載されていない**のです。

これは、臨床の現場において、多くの医師たちがひたすら定説に唯々諾々としていることと無関係ではないでしょう。すでに定められた「正常値」の合理性を疑うことなく、アンチョコ本に書かれた「治療指針」どおりに治療をしておけば自分の立場は安泰とばかりの思考停止。これでは海外の一流の雑誌に載るような論文が書けるはずもありません。

そんな医師に健康診断の数値異常を指摘され、処方された薬を飲んで、血圧を下げたり体重を減らしたりして、かえって余命を縮めているかもしれない患者さんたちのいかに多いことか。**医者にかからないほうが、むしろ長生きできるので**

はないか。そう考えざるをえないような事例があります。

財政破綻で大病院が消えた夕張市の「異変」

ひとつめが夕張市の事例です。

北海道夕張市が２００６年に財政破綻をしたことを覚えておられる人も多いでしょう。かつての炭鉱の町であった夕張市は、炭鉱が閉山したのちに人口が大幅に減少、観光産業によるテコ入れを図ったもののバブル崩壊も重なり財政赤字が膨らみました。２００６年についに市の財政は行き詰まり破綻、翌２００７年に国の管理下で再建を目指す「財政再建団体」に指定されてしまいます。そして、唯一の市立総合病院が閉鎖してしまいました。

当時の夕張市は人口減少が著しかったものの流出したのは若年層で、高齢者人口は増加を続けていました。そのため２００７年当時ですでに高齢化率（65歳以上の人口割合）は42％に達していました。

高齢者の多い市民にとって病院は生命線ともいうべき存在と思われましたが、それが閉院してしまったのです。とはいえ、正確にはなくなったわけではなく、171床もの規模の病院から、わずか19床のみの診療所になった。つまり、およそ10分の1の規模に縮小したということです。外科や小児科もなくなり、透析医療などの設備もなくなりました。つまり、**専門医がいなくなり小さな診療所だけが残った**のです。当然、市民はまともな医療が受けられなくなるのではないかと心配しました。

ところが、そんな心配は杞憂だったのです。蓋を開けてみれば、死亡率の上昇もなく、重病者が増えるということもなかったのです。医者にかかる人が少なくなり、その結果、北海道全体では高齢者の医療費が右肩上がりに増えていたのですが、夕張市だけは医療費が減少していきました。

また、日本での三大死因ともいわれた「がん、心臓病、肺炎」で亡くなる人も減少したそうです。当時は19床のベッドで足りるのかと心配されていましたが、むしろベッドは空きが出るほどだったといいます。

三大死因で亡くなる人は少なくなりましたが、死亡率が悪化したわけではないものの減少もしていない。つまり、別の死因で亡くなる人が増えたということです。それは「老衰」でした。無理な投薬や治療をせずに、自然に亡くなっていく人が増えたということでしょう。

もちろん、高齢になると血管も脆くなりますから、血圧も高くなりやすくなります。数値的にはあちこち異常が出ていたかもしれません。しかし、それを正常値に戻せば健康になるとか、長生きできるというのはまやかしであるということは、これまで繰り返し述べてきたとおりです。

幸いというべきか、**夕張の診療所には専門医もおらず、過剰な治療が行われることもなく、夕張の高齢者の方たちは自然な形で死を迎えることができた**のではないかと私は考えます。

もうひとつの事例は、近年の新型コロナウイルス禍において、健康診断を含めて病院の受診を控える人が増えたことに伴う死亡者数の変化です。コロナ感染を恐れて、多くの人が病院に行くことをためらいました。その結果、意外なことに2020年は日本人の死亡者数が減少します。世の中はコロナ感染者数の増減や死亡者数の増減に一喜一憂して大騒ぎしていましたが、その大騒ぎの一方、死亡者数全体は減少していたのです。

つまり、**過剰に健康診断を受けないこと、過剰に病院に行かないことが、死亡者数の減少につながっていた**ということです。

正常値を医師も患者も盲信してはいけない

この章では、臓器別診療しか経験してこなかった医師たちが、検査データの数値やガイドランだけを盲信して治療することのリスクについて述べてきました。

しかし、私は検査データをはなから無視しろとか、まったくアテにならないなど極論を言っているわけではありません。ただ、正常値が絶対に正しいとか、正常値に戻したほうが健康になるとか長生きできるというわけでは必ずしもないということを知っていただきたいと思うのです。

こういうことを言うと、和田の言うことを真に受けて数値異常を放置し亡くなった人がいる、などといって猛烈な批判をしてくる医師たちもいるでしょう。では逆にお聞きしたいのです。健康診断で見つかった数値異常を指摘され、治療を受けたことで余計に体力が低下した人、逆に命を縮めてしまったという人はいないのでしょうか。

正常値に戻せば絶対に長生きできる、とは言い切れないのと同様に、正常値に戻さなければ寿命が縮まるということも言えません。最終的には、リスクを比較検討したうえで、治療を受ける本人の選択に委ねるべきことだと思います。自分がどのように老いと向き合い、人生の最終章を過ごしたいのかという人生哲学ともかかわってくる部分だと思うからです。

その**比較検討の材料としてエビデンスを提示するのが、私たち医学に携わる人**

間がやるべきことでしょう。そのためには、やはり放置療法群と従来の療法群の5年後、10年後の生存率をきちんと比較調査するべきです。先にも述べたフィンランド症候群の結果をウソっぱちだと批判するならば、自分たちもその反証としてきちんとした調査研究を行ってその結果を示してくだされればいいのです。

そうした手間のかかる調査をしようともせず、単に自分たちの従来の治療法を批判するような調査研究をウソだと批判するのは、科学者としてなんらの説得力も持ちえません。私はスタッフも研究費も持っていませんが、大学の医学部教授ならば、その両方を持っているのですから。

第三章　自分だけの「名医」と出会うために

患者の話を聞いてくれることが大前提

大学病院の医師だけでなく、町の開業医もその多くは本当の意味での総合診療ができる医師ではないというのならば、どこで受診すればいいのですか、という声が聞こえてきそうです。

もちろん非常に難しい手術であるとか、専門性の高い病気については、やはり専門医に診てもらうのがいいわけですが、年を重ねて体のあちこちに小さな支障が生じてきているというような日常の診療に関しては、まず患者さんの話をきちんと聞いてくれる医者かどうかということで見極めることが大切です。きわめて当たり前の話なのですが、そうした意識で医者選びをしている人が意外に少ないように感じています。

さらに言うならば、仮に命にかかわるような専門性の高い病気であったとしても、ハイレベルな治療を受けることでかえって残りの人生の質を落としかねないわけですから、専門医だからといってすべて任せて安心なわけでなく慎重に選ぶべきでしょう。**手術のベネフィットとリスクを患者が納得してくれるまで説明してくれる医者は、信用できる**のではないでしょうか。

がんなどが一番わかりやすい例なのですが、いわゆる名医と言われている人は、たしかに手術の失敗が少なく、5年後、10年後の生存率が高いかもしれません。しかし、がんの名医であるということと、患者さんのその後の健康に対するフォローもしっかりしているかどうかということとはまったく関係ありません。

たとえば、胃がんだったので胃の3分の2を切除した、というような場合。たしかにがんはきれいに取り除かれて5年後も生きていたとしても、胃を半分以上切除したわけですから、体へのダメージは小さくありません。食事も満足にとれなくなって一気に体も弱くなり、かろうじて生きながらえている、というような状態になっている可能性もあるでしょう。

しかし、そのことに関して執刀した名医はあまり関知しないのです。手術が成功したことと、5年後も生存していたこと、それが彼の実績として評価に加われば十分なのです。

もちろん、まだ若い患者さんであれば、転移のリスクを少しでも減らすために大きめに臓器を切除したとしても、体力もありますからその後に回復していく可能性は大いにあるでしょう。しかし、若い患者さんにも高齢の患者さんにも同じような手術をやって、高齢の患者さんをヨボヨボにするリスクはおかまいなし、というような外科医が実は少なくありません。

70歳を超えたら、私は手術をしないに越したことはないと考えています。いかにできる限り体力を温存しつつ「生活の質」（ＱＯＬ）を保つかということが、患者さんの幸せのために一番重要ではないかと考えるからです。

そもそも、高齢になるとがんの進行もゆっくりですから、放置していても5年、10年、大丈夫な場合も少なくありません。その5年、10年を食べたいものを食べて好きなことをして過ごすか。あるいは、5年、10年の余命では満足できない！というのであれば大学病院などで専門医による治療を受けるというのも選択肢のひとつでしょう。そこで臓器を切り取り、抗がん剤などで体にダメージを与え、ヨボヨボの10年、15年をかろうじて生きながらえることになるかもしれないリスクに挑むか。これは患者さんやご家族など、**当事者が最終的に決断すること**なのだろうと思うのです。

治療より生活を優先してくれるかどうか

最終的には、当事者である患者さんが、どのような治療を望むのかを決定すべきですが、現実的には、患者さん個人の気持ち、話にきちんと耳を貸そうとしない医者が少なくないというのもまた事実です。最適な治療がわかるのは専門家である医師の自分であって、素人の患者が医者の言うことを聞かないのであれば、あとはどうなって知りませんよ、というような形で治療を投げてしまうような医師もいます。

ですから、まずはきちんと患者さんの話を聞こうとする姿勢のある医師を探すということが、何よりも大切です。

今出してもらっている薬が、どうも合わないようだから変えてほしいといったようなことをどんどん言ってみるべきです。そういうときに、患者さんが一人暮らしなのか、あるいは家族と同居しているのか、家はマンションなのか一軒家なのかなど、暮らしぶりにも思いを馳せながら、よりよい薬を考えて提案してくれるような医者は、よい医者です。

あるいは、自分の病院以外にどういったところに通院してどんな薬を飲んでいるのかについても常に気を配ってくれて、処方されている薬が大量になっている場合に、**体への負担を考えて薬を減らすような提案をしてくれる医者もいい医者**だと思います。これができるのは、きちんと総合診療ができる医者だということです。

逆に、一つひとつの検査データにばかり目が向いていて、データ至上主義のようになって、**それぞれの症状に応じた薬を何種類も無頓着に処方してくるような**

医者は要注意です。そもそも、高齢になってくると服薬の管理だけでも一苦労です。朝食後に飲む薬、三食後に飲む薬、寝る前の薬、そこに一日2回の目薬などが加わってくると、今朝は薬を飲んだっけ？　目薬はさしたっけ？　と混乱し、それだけでも大きなストレスになります。最近は一包化といって薬を1回分ごとにまとめてくれるサービスを調剤薬局がやってくれますが、その場合、合わない薬を取り除くのが難しくなるリスクもあります。

加えて薬を飲むとだるくなる、頭がぼんやりする、と患者さんが訴えているにもかかわらず、「血圧は正常値を保っていますよ。薬はちゃんと効いているのだから、このまま続けましょう」とか、「ちゃんと飲まないと、責任持てませんよ」などと言って、患者さんの訴えに取り合わないような医師は、高齢者のかかりつけ医としては不向きだと言えます。ましてや、「こちらの治療に従わないのであれば、どうなっても知りませんよ」とか、「寝たきりになりますよ」「死にますよ」などという脅し文句を平気で口にする医者は問題外です。

若い患者さんであれば、多少体に負担をかけるような外科的な治療や強い薬を用いても、病気を克服して健康を取り戻せる可能性は高いですが、70歳を過ぎた患者さんは、**できる限り肉体や精神への苦痛を軽減し、楽に生活できることを第一に考えた治療をするべき**です。脅かすような言動で自分の治療法を押し付けるような医師に、心身の健康サポートを委ねるのは難しいでしょう。また、受診するたびに暗いこと、怖いことを言われて気分が落ち込むような医師も困ります。

やたら新薬を勧めてくる医者は要注意

あるいは、**やたらと新しい薬を勧めてくる医者も要注意**です。

たとえば、ある新しい血圧の薬が出たとします。その薬が、これまでの同種の薬より副作用が少なくなっているとしましょう。その代わり、薬価は数倍高くなっています。しかし、副作用が少なくなっているとしても、副作用というのは個人差がありますから、いくらこれまでの薬よりも確率が少ないといっても、その患者さんにとっての副作用がどの程度になるのかは実際に投与してみなければわかりません。そして、今まで使っていた薬でとくに問題となるような副作用が出ていないのだとすれば、あえて新しい薬に変える必要は本来ありません。

薬価が高いということは、国の医療費負担も個人の負担も増えるわけですから、今、服用している薬できちんと血圧がコントロールされているのであれば、むしろ変えるべきではないのです。それなのに、**わざわざ新薬を勧めてくるような医師は、どこからか圧力を受けている可能性がある**のかもしれません。

たとえば、医局にいずれ戻るつもりでいる医師。上司にあたる教授が、その新薬の治験メンバーの一人だったとすれば、当然「なぜ君はこちらの薬を使わないのだ。副作用も少なくて有効性も高いという結果が出ているというのに。そんな不勉強なことでは医局には帰せない」といわんばかりの圧を感じていることでしょう。その場合、医師が見ているのは目の前の患者ではなく、自分の今後の出世を握っている医局の上司です。

一方で教授のほうは、開発した新薬に関する講演会などに呼ばれて謝礼をもらい、新薬がいかに優れているかについてせっせと講演をするわけです。結局、**新薬の利権に群がる人たちの餌食にされるのは、患者一人ひとり**です。

当たり前の話ですが、発売されてから20年経っている薬というのは、20年飲み続けている人がいるわけですからデータが蓄積されており、どんな副作用が出るのかは予測可能なわけです。一方、出たばかりの新薬は飲み続けて5年後、10年後の副作用はまったく未知数です。言うなれば、今回の新型コロナウイルスワクチンもこれと同じようなものですね。果たして5年後、10年後にどのような作用を及ぼすのか、まだ誰にもわかりません。

いずれにしても、高血圧の新薬についても、現在服用している薬で副作用が出て困っているとか、今の薬では血圧がうまく下がらない、というような人にだけ使えばいいのです。ところが、莫大な費用と時間をかけて開発した薬ですから、製薬会社としてはできるだけ多くの患者に新薬に切り替えさせたい。そこには、国の医療費の増加だとか、患者の副作用のリスクなどに対する配慮は微塵《みじん》もありません。

自分にとって話がしやすい医師かどうか

医師も患者も人間ですから、相性という問題もあります。Aさんにとっての名医がBさんにとっての名医とは限りません。自分から意見を言ったり希望を述べたりするのが苦手で、多少権威的でもグイグイと引っ張ってくれるような医師がいいと思う人もいるかもしれません。きちんとした数値目標を掲げて少々毒舌でも厳しめに指導してほしいというような人は、そういう医師を探せばいいと思います。ですから、相性というのは非常に大切です。友人から「いい先生よ」と言われて受診してみたところ、なんだか頼りなくて不安になった、というようなこともあるでしょう。

ただ、自分にとってよりよい医療ケアを受けたいのであれば、**医師任せにする**

のではなく、自分は何を優先したいのか、不調に対してどのようなケアを望むのかなど、自分でしっかりと考え、それを伝える努力をしたほうがよいと思います。

そのうえで、ネットの口コミサイトなどを参考にするのもよいでしょう。よく、ネットの口コミはその人の主観が入りすぎていて客観性に乏しく、単なるクレイマーみたいな人の書き込みも多いのであてにならない、と言われたりします。たしかに、書かれた口コミすべてを真に受けるべきではないと思いますし、専門性の高い病気についての診断の是非など、簡単には判断を下せないことも少なくありません。一方で、**高齢になればなるほど、患者にとって評判がいい医者は、基本的にはいい医者**だと考えてよいでしょう。

『今日の治療指針』というアンチョコ本があるわけですから、よほどのヤブ医者でもない限り、治療内容はどこの医師にかかってもそう大きな差はありません。そうであれば、きちんと話を聞いてくれる医者、安心感を与えてくれる医者、総じて口コミサイトの口コミで「いい先生」と評判になっているような医者であれば、十分によい医者候補の一人として有力だと言えるでしょう。

いずれにせよ、自分にとって話がしやすい医師であるということは、大切なポイントです。会って話を聞いてもらうだけでなんとなく気持ちが落ち着いてくる。薬を減らしたいと言ったら一緒になってその方策を考えてくれる。体に負担のかかるような治療をむやみに勧めてこない。高齢者にとっての理想のかかりつけ医はそんな医師ではないかと私は思っています。

高齢になればなるほど治療の個人差は大きくなる

患者本人の言い分にきちんと耳を傾けることと同じくらい、いい医師を見分けるうえで大切なポイントが、**人間には個人差というものがあるということを理解しているかどうか**という点です。

個人差があるなんて当たり前じゃないかと思うかもしれません。ところが、日本の大学病院の教授たちの多くは、エビデンスを軽視するとともに、人間には個人差がないということを信じている特殊な人たちなのです。

タバコは健康によくない、炭水化物の多い食事は血糖値を上げてしまう、といったことが常識のように言われていますが、当然ながら個人差があります。タバコを吸っても100歳まで生きる人もいれば、酒もタバコもやらないのに、働き盛りの時に肺がんで亡くなる人もいます。

当たり前のことですが、統計によっていかなるデータが出たとしても、個人にそれがそのまま当てはまるわけではありません。個人差があるからです。

たとえば、教育心理学などでは、褒めて育てたほうがいいか、叱って育てたほうがいいか、ということが永遠のテーマのようにして繰り返し論じられています。そして実験してみた結果、たとえば、褒めたほうが伸びたという子が7割いて、叱ったほうが点数が上がったという子が3割いたとします。そうなると、統計的には褒めたほうがいい、という話になります。

ところが、自分の子どもをいくら褒めてみても、いい気になって増長しただけでちっとも勉強しなかった。そこでビシッと厳しく叱ってみたら勉強するようになった、という人がいたとします。つまり、その子は少数派である3割のほうに入っていたということであって、「褒めたのにダメだったじゃないか！　この実験結果はウソだ！」とはならないでしょう。

究極のことを言えば、**いくら統計的なデータがあったとしても、最終的には個人差があるために、その個人にとっての正解かどうかというのは、今の医学ではわからない**のです。

今後、ゲノム解析が進んで20年、30年経ったら、自分という個体は血圧が高くても大丈夫な個体なのか、血圧が高いと心筋梗塞になりやすい個体なのか、どちらのタイプに当てはまるのかといったことが明確に見えてくるかもしれませんが、現段階ではわかりません。そこが今の医学の限界なのです。

つまり、今は血圧が高すぎないほうがいいということで治療しているけれども、血圧を下げたほうが長生きする人もいれば、血圧を下げるとフラフラになって長生きできない人もいる。それが、フィンランド症候群などの大規模調査が示していることであって、**必ずしも今の治療の指針で正しいとされていることが、誰にでも当てはまるわけではない**ですし、そういった定説もいつかは覆されていく可能性もあるのだということを、大学病院の医師たちはもっと謙虚に受け止めるべきだと思います。

実際、たとえばマーガリンは植物由来の脂肪だからバターよりも体にいいと言われていた時代があったわけです。ですが、そのうちにマーガリンに多く含まれるトランス脂肪酸がどうやら悪玉コレステロールを増やすのではないかということで、植物由来だからといって体にいいとは言えないんじゃないか、と言われるようになった。つまり、今、正しいとされていることが、この先、正しくなくなるかもしれないということはいくらでもあります。ところが、「これからも、これがずっと正しい真理」であるかのように今の医学の常識を信じて疑わない医師があまりにも多いのです。

そのうえ、**高齢になればなるほど個人差が大きくなります**。同じ薬でも、よく効く人もいれば、眠気が強く出てしまう、ふらつきが出てしまうといった副作用のほうが深刻な人もいます。あるいは、さまざまな数値異常があったとしても、高血圧に強い体質、高い血糖値に強い体質であって、なんら問題がないという人もいるでしょう。

だからこそ医者というものは、目の前の患者の「今」の体調、どんなふうに不調を感じているのか、あるいは数値は異常だけれども不調を感じていないのかなどをきちんと見極めて、その患者の体にとってトータルによいと思われる治療、もしくは治療をすべきでないという可能性も含めて患者と一緒になって真摯に考えていくべきなのです。

「往診」とは患者の生活を見ること

ところで、**往診をしてくれるかどうか**というのも、高齢者にとってのいい医者を見分ける重要なポイントです。

　往診をすると、病院の椅子の上に座っているだけでは見えてこない患者の状況が、よくわかります。むしろ、往診もしたことがないような医師は、高齢者医療を語るべきではありません。

　近年こそ、「訪問診療」を掲げて開業する医師が増えましたが、少し前までは往診など一度もしたことがない、という医師が大勢いました。そういう医師は、患者さんがどんな暮らしぶりをしているのかといったことを何も知らずに、目の前の検査結果の数値だけを見て治療を行いますので、患者にはとても管理しきれないような量の薬を出したりする場合もあります。その結果、本人はきちんと指示どおりに服用できず、いつまでたっても薬の効果が現れない。そこで、別の薬を試してみるけれども結果は同じ……などと治療が迷走しかねません。

　一度でもその患者の家に足を運んでみれば、部屋の中はぐちゃぐちゃでゴミだらけ、机の上には飲んでいない薬が山積み……といったような惨状が一目でわかったはずなのに、**病院の椅子から動こうとしないから、肝心の情報にたどり着けないのです。**このような患者さんの場合は、地域包括支援センターなどにつなぎ、そこを通じて要介護認定を受けるなどしてケアマネジャーさんに介入してもらい、日常生活の介助や服薬の管理などの体制を整えていく、といったことが、投薬よりもまず喫緊に対処すべきことであったりするのです。

あるいは、糖尿病の治療として一日4回のインスリン注射が必要だったとしても、高齢になってくるとどうしても打ち忘れが増えてきます。打ち忘れるならばまだマシで、危ないのはすでに打ったことすら忘れて、何度も続けざまに打ってしまうことです。インスリンの過剰投与は急激な低血糖を招くなど、大きな危険を伴います。

本来であればヘルパーさんなどに注射の見守りをお願いしたいところですが、一日に何度も注射の見守りに来てもらうのは難しい。そうであれば、本来は一日に4回の注射が理想だとしても、一日1回の注射で済むように調整したほうが、打ちすぎや打ち忘れを防ぐことができて、まだマシでしょう。

ところが、往診して家での様子を目にしない限りは、本人が困っているという状況になかなか気づいてあげられません。結果として、ガイドラインどおりの一日4回の注射という処方が続き、本人はきちんと実行もできず、かえって体調の悪化を招きかねないということになってしまいます。

現実的にインスリン注射が難しいのであれば、糖分の吸収を阻害する薬に切り替えるという方法もあります。そもそも、膵臓の機能障害によってインスリンが分泌されなくなるI型糖尿病と異なり、高齢者の糖尿病のなかには、注射や薬などに頼らずとも生活習慣で改善するものが少なくありません。適切な生活指導をするためにも、ぜひ往診して患者さんの食生活を含めた日常の様子を見ておきたいものです。

実際、糖尿病に関していえば、入院させるとすぐに改善し、退院して家に帰すとまたすぐに数値が悪くなる、といったループを繰り返す患者さんが少なくありません。そのような患者さんには、日頃の食生活の管理が何よりも効果を発揮するはずで、だからこそ、**家での暮らしぶりをきちんと把握することが治療のうえでは重要なのであり、そのための往診**なのです。

まして認知症の患者さんであれば、自分が何に困難を抱えているのか、どんな暮らしぶりをしているのかなど、言葉で的確に説明するのが難しい場合もあります。いくらガイドラインだからといって、一日4回の注射や、一日3回の飲み薬などを処方したところで、きちんと用法用量が守れていなければどうしようもありません。認知症の患者さんの困難を知るには往診が一番なのです。

ですが、往診が面倒だと考えるような医師は、『今日の治療指針』のガイドラインに沿った治療さえしていれば、少なくとも自分の責任を追及されることはないのだから、実際にそれが功を奏しようが奏しなかろうが知ったことではないということでしょうか。

ぜひ、そんな医師をかかりつけ医に持つことのないよう、しっかりと見極めてください。

体の健康は心の健康から

高齢者医療においてとくに重要になってくるのが、心のケアです。

心の安定や多幸感を促すセロトニンという神経伝達物質は、40代の頃から分泌量が低下し始めます。つまり、加齢とともに誰しも不安になりやすく、気分も落ち込みやすくなるのです。

世界保健機関（ＷＨＯ）の推計によると、うつ病患者は人口の約３％といわれています。日本では、およそ３５０万人から４００万人ということになります。そして、一時期よりは減少しましたが、毎年２万人以上の人が自殺によって命を落としており、自殺者のうちおよそ４割が高齢者なのです。

人の健康と心の問題は、切っても切り離せません。今や、精神神経免疫学というものが世界の医療のトレンドとなっています。心の健康が体の健康に与える影響は大きく、精神が免疫機能に深くかかわっているということは、今や医療の常識となっています。笑うことが免疫機能のアップにつながるというのも、よく知られていることです。

心身ともに健康に過ごすためにも、心の健康状態をケアすることは非常に重要です。内科のかかりつけ医を持つと同時に、心が不安でいっぱいになりやすい、このところ落ち込みが顕著になってきたというような場合は、早めに精神科や心療内科に足を運ぶことをお勧めします。

しかし一方で、**日本において本当の意味でまともな心のケアができる精神科医を見つけ出すことはきわめて難しい**という事情もあります。なぜ、日本の精神科医の多くが、まともに治療できないのか。それは日本の医学部が長いこと心の問題を軽視してきたためです。

カウンセリングできる精神科医が少ない理由

日本には82もの医学部がありますが、**カウンセリングなどの精神療法の専門家が主任教授になっている医学部は一つもありません。**精神科の教授たちの多くは、薬物療法の研究を専門としています。彼らの研究の中心は、動物実験によって薬物の治療効果などを調べること。彼らにとっての治療とは、うつ病患者に対しＳＳＲＩなどの抗うつ剤を投与することです。

一方の精神療法というのは、カウンセリングや精神分析、認知行動療法などを通して患者の治療を進めていくというものです。精神療法の研究者は、薬物療法の研究者のようには論文を量産できません。臨床研究は人間を対象とするので時間が必要ですし、カウンセリングのような精神療法は薬物療法のようにすぐに反応が現れませんから、さらに時間がかかります。

薬物療法の研究における動物実験などであれば、副作用も気にせずにどんどん投与できますから、短時間で多くの論文を完成させられるというわけです。１９

８０年代に入った頃からこうした傾向が顕著になり、動物実験を行う研究者ばかりが精神科の教授になっていきました。

それ以前の大学には、木村敏先生や中井久夫先生など、哲学者のような教授もそれなりに精神科にいたものです。慶應義塾大学の精神科医だった小此木啓吾先生は、精神療法を次のように定義していました。

「治療者と患者間の精神的相互作用を通じて、患者の心身に何らかの治療的変化を起こす治療法である」

つまり、治療者側が患者にいかにかかわるかということが非常に重要だという認識があったのです。ところが今や、医学部の精神科は、動物実験や脳の研究を行う薬物療法系の教授がすっかり主流になってしまいました。**カウンセリングなどの精神療法をまともに研究したこともないような人間が、精神科の教授となって学生たちを教えている**のです。日本の精神医療のお粗末さは推して知るべしでしょう。

学生たちが学ぶことといえば、ドーパミンが増えると統合失調症になるとか、セロトニンが減ったからうつ病になるといった脳内物質の働きのことばかり。もしも、大学での精神科の学びにおいて、患者さんの心にどのように共感していくかとか、認知の歪みや心理的視野狭窄はどのようなときに起こりやすいのかといった、カウンセリングを学ぶ時間が少しでもあったならば、もう少しまともな心の専門家が育っていくのではないかと思うと残念でなりません。

私自身、アメリカに3年ほど留学し、その後、精神分析の論文を書いたのですが、統計が載っていないという理由で日本の大学の博士論文としては認めてもらえませんでした。日本人として初めて自己心理学の国際年鑑（年に15本ほどの優秀論文が選ばれる）に掲載されたものだったのですが。その年に出された100本以上の博士論文のなかで、落とされたのは私のものだけでした。しかし、精神分析というアプローチ、人間の心の営みを学ぼうとする姿勢もなく、統計データだけで人の心の治療に向き合えるものでしょうか。**ドーパミンやセロトニンの働**

きだけで、果たして人間の心を理解できるものでしょうか。

心のケアをないがしろにしている日本の医療

患者の心に寄り添うというのは、何も精神科医だけに求められるスキルではありません。そもそも人間を治療する行為においては、相手とのコミュニケーションが必要不可欠です。よい医師というのは、データ至上主義ではなく、目の前の患者さん個人を見て、その声に耳を傾け、その人の特性や状況に応じた治療の選択肢を提案し、本人の自己決定に委ねることができる医師だとこれまで繰り返し書いてきました。

そのためには、患者さんと丁寧なコミュニケーションを積み重ねること、患者さんの心を含めてケアすることが大切なのです。

一方で、本来、人間の心の治療について学ぶべき精神科においてすら、動物実験で脳の働きを学び、そんな知識で人間の心を治療できると思い込んでいるような教授たちしかいないのです。医学部の学生たちは、6年間、そんな教授の下で学ぶしかありません。そんなところで、どうやって患者さんとまともにかかわることのできる人間性を育むことができるのでしょうか。

そんな偏った教育をしておきながら、医学部教授のセクハラ事件などの不祥事が起きたりしたことで、世間の医学部への風当たりが強くなると、学力だけでなく人間性をきちんと見るべきだということで、医学部の入試に面接試験が取り入れられるようになりました。今から30年ほど前のことです。

しかし、面接をすれば豊かな人間性を備えた人材が揃うとでも思っているのでしょうか。そもそも、**面接を行うのは人格者とは言い難い教授陣**です。セクハラ・パワハラ事件などを数えたら枚挙にいとまがない医学部教授たちに面接をさせてどうするのでしょうか。

入試面接だけでコミュニケーション能力などわからない

医学部入試に面接を取り入れた結果、起きたことといえば、文科省の官僚の息子を不正に合格させたり、女性や多浪生に不当に低い点数をつけて差別をしていたなど、醜聞のオンパレードでした。極めつけは、２０１６年に起きた千葉大学医学部の学生と研修医たちが集団で女性に性的暴行を加えた集団レイプ事件でしょう。人間の心と体の健康を支えるべき医者の卵たちが、あろうことか女性を集団で性的搾取したのです。このようなレイプ事件を起こした学生を面接で自信満々に採用した担当教授は、責任をとって辞任すべきではありませんか。

そもそも入試で面接をしてコミュニケーションスキルに長《た》けた学生を選ぼうとするところに無理があるのであって、本来は6年もある医学部教育を通してコミュニケーション能力を身に付けさせればいいでしょう。ところが、**人の心を扱う精神科という学問ですら、動物実験と脳内物質のことしか学ばせないような大学**ですから、そもそも教授陣のなかにコミュニケーションを教えられるようなスキルのある人間がいないわけです。

2022年夏、厚労省が、日本小児外科学会の医師に対して行ったパワハラ実態調査の結果が公表されました。それによると、学会所属の医師の65％が、体を小突くとか、物を投げつけるなどの上司からの暴力行為を経験したり目撃していたといいます。あるいは、89％が人前で感情的な暴言を吐かれた経験があったと回答しています。驚くべき数値です。**民間企業よりも深刻な病院のハラスメント体質**が露呈したわけです。

よい医者を探したいと思っても、絶望的なニュースばかりが私たちの耳に入ってくるのが現実です。

ドクターショッピングのすすめ

しかし、心ある医者を探し出すことがいかに困難なことであったとしても、高齢者の医療において心のケアが大切なことに変わりはありません。街のどこかに、あなたにとって名医と呼べるような感性を持った医者がいるはずです。そうした医者に巡り合うまで、ドクターショッピングを諦めないでください。

遠慮せず、**セカンドオピニオン、サードオピニオンを求め、医師の人間性、自分との相性を見極めて**いきましょう。そもそも、セカンドオピニオンを求めたいと言った途端、「だったら、そっちの病院に転院してください」とか「今後はそちらで診察を受けてください」といった具合に不愉快な感情を隠そうともしない医者は、患者さんの側から見限ってよいのです。医者にとってあなたは大勢いる患者の一人ですが、あなたにとってあなたの心身はかけがえのないたった一つのものなのですから。

そもそも、どんなささいな不調であっても、病院に足を運ぼうとする人は、心細く不安だからこそ医者のもとを訪れるのです。今の不調の原因が何なのか、自分はどのようなことに気をつけるべきなのか、もしかしたら、もっと大きな病気が隠れているのではないか、どのような心構えをしたらよいのか。そうしたことを専門家である医師に相談したいから、病院の扉を叩くのです。そうしたあなたの不安に、共感できるような感性のある医者を探す努力を諦めないでください。

そのうえ、先ほど述べたように、高齢になるにつれて誰しもセロトニン分泌量が減少し、心が沈み込みやすくなるものです。うつ病は人口の3％程度と書きましたが、**65歳を過ぎると人口の5％がうつ病だ**と言われているほどです。20人に1人がうつ病。それほど一般的な病であるにもかかわらず、いまだに精神科や心療内科に足を運ぶのをためらう人が少なくありません。

その背景には、日本社会に根強い「心の病」に対する偏見があるように私は感じています。

「心の病」は恥ずかしいことではない

依存症と呼ばれるものに対しても同様です。アルコール依存症、ギャンブル依存症などに苦しむ人たちに対して、冷ややかな目を向ける人が少なくありません。

本人の心が弱いのだとか、だらしがないといった批判をする人もいます。しかし、どれも本来は心の病気であって、本人の努力だけでどうにかなるものではなく、きちんとした治療が必要なのです。

ところが、世間は個人の弱さには厳しい眼差しを向ける一方で、その元凶であるギャンブル事業者やアルコール飲料メーカー、あるいはそれらのＣＭを垂れ流しているテレビ業界などに対する批判はほとんど起きません。おかしな話だと思います。

弱い個人に対しては厳しく、強いものに対しては寛容な社会であってはいけません。誰もが年を重ねていつか老いていきます。あるいは、病を得て、いきなり社会的弱者となる可能性もあります。それと同じように、**加齢とともに徐々に心に不安が蓄積し、どう頑張ろうとしても生きる元気が出てこないといったことは、誰にでも起こりえる**のです。

眠りが浅くなった、食欲がない、なんとなく憂鬱な時間が増えた、しょっちゅう涙が出てきてしまう……。こんな症状に気がついてはいても、自分が弱いせいだとか、頑張ればなんとかなると、弱音を吐かずに我慢してしまう高齢者は多くいます。しかし、免疫力が落ちている高齢者が風邪で熱が出たときに我慢するべきでしょうか？　お腹を下してひどく痛む時でも、頑張ればどうにかなるでしょうか？

自分の心や体からのＳＯＳは、敏感に察知してあげましょう。そして、ぜひ内科に行くような気軽さで、心療内科や精神科を受診してみてください。自分の不調を言葉に出して伝えること。そこから、自分にとっての名医を見つけ出す一歩が始まります。

第四章　70歳からの「不調」との付き合い方

無理に不調を探し出さないほうが健康を維持できる

高齢になると、誰しも体のどこかしら「不調」が出てくるものです。長年、肉体を使い倒してきて古びてきたのですから、ほころびが出てくるのは当たり前です。

私は以前、高齢者専門の病院である浴風会病院というところで働いていました。そこで、毎年多くのご高齢の方たちのご遺体を解剖していましたが、いくつものご遺体を見て気づいたことがあります。**ご遺体のほとんどに、ご本人が自覚していなかったような病巣**があったのです。亡くなった原因は別にあったのですが、ご本人には自覚症状が最期までなかったけれど、病巣の状態としては、もし見つかっていれば深刻なものとして扱われていたであろうものも少なくありませんでした。

つまり、**自覚症状を伴って表に現れている病巣は、実はほんの一部にすぎない**ということです。普段どおりの生活を送ることができるし、とくに痛みもなければば不都合もない。当然、自分の内側にそんなものが巣食っているなど気づきようもないけれど、老いた体のあちこちには、無自覚のまま進行している病巣があるのです。

そうした「自覚症状なき病」は、何か問題があるでしょうか。もっと早くに精密な検査を行って、それらの病気の芽を見つけ出して、叩き潰しておくべきだったのでしょうか。そんなことはないでしょう。自覚もなく、本人になんらの不具合をもたらさないのであれば、わざわざ体にダメージを与えるような手術や投薬などをする必要もないのです。

治療というのは、本人の不調を治し、できる限り心地よく暮らせるようにすることを目的としています。**体内の病巣をすべてあぶり出し、本人の生活になんら悪影響を及ぼしていないようなものまで、無理やり根絶する必要はありません。**

ところが、日本の正常値絶対主義や、やたら検査にばかり力を入れる風潮は、害のない病理までをあぶり出して、無理やり医療のメスを入れようとしたがる医者と、それをありがたがる患者を生み出します。しかしそれは一体「誰のため」の医療なのか。製薬会社と病院側にとっては「需要」を掘り起こせるかもしれませんが、患者目線で考えたときに、果たしてそれは必要な治療だったのかという大きな疑問が残るのです。

高齢になったらがんと闘わない

自覚症状なき病の代表格ともいえるのが、がんでしょう。

85歳以上の方のご遺体を解剖すると、ほとんどすべての方の体内からがんが見つかります。私たちの多くは、がん検診というものに非常に熱心です。少しでも早期に体内のがんを発見することが重要で、早期発見・早期治療しなければ死に至る病だと思い込んでいます。

しかし、本当にそうでしょうか。がんというのは、つまり自分の細胞がコピーミスを起こして異常増殖したものです。どんな人でも長く生きてくると、体内にある数十兆個もの細胞のなかから「バグ」を起こすものが出てきます。つまり、ある程度の年齢になれば、誰もが体の中にがんを飼っているのだと思ったほうがよいのです。それなのに、「がんが見つかりました」と言われると、余命宣告を受けたかのようにショックを受け、なんとしても取り除かなければいけないと思い込む人のいかに多いことか。

なんの自覚もなくがんを飼い続けて、別の症状によって人生を終えられた多くの先輩たちのご遺体を見てきたからこそ、私は、**「闘わなくてよいがん」「生きるうえでなんの支障にもならないがん」が数多くある**ことを、声を大にして言いたいのです。

そもそも先述のとおり、がんはいきなり降って湧いた異物ではなく、自分の細胞が変性したものであって、自分の体の一部です。それであればなおのこと、「がんと闘う」なんて、不思議な言い回しだと思いませんか。自分の体の一部と闘おうとすれば、体が弱って当たり前です。闘う相手としてではなく、エラーを起こした自分の細胞とどのように付き合うか、という視点でがん治療を考えてみるとよいでしょう。

とくに、高齢になればなるほど、がんの進行もゆっくりになっていくわけですから、治療せずに様子を見る、という選択肢があって当然です。あるいは、手術する場合でも、がん部分だけを切除するという選択も大いにありえます。ところが、現代においては転移のリスクを考えて、がん部分だけでなく周囲の細胞を含めて大きめに切除するのが標準治療となっています。

私の知り合いのお母さんは、82歳で肺がんが見つかった時に「小さながんだから切除しましょう」と言われて、手術を受けました。手術が終わったあとになって、右肺の下半分が切除されたことを知ってビックリしたそうです。メスを入れてみたところ、予想以上にがんが広がっていたために大きく切除をする、ということはよくある話ですし、転移のリスクを考えると外科医はどうしても大きめに切り取りたくなってしまうものなのです。それが標準治療ですから、この医師がおかしな手術をしたわけではありません。

それでも80歳を超えた体にとって、右肺の半分を失うということはかなり大きなダメージとなりました。さらに、執刀医が平然と「悪い部分は取っておきましたから」と言ったその対応に強い違和感を覚えたそうです。がんは取れたかもしれないけれど、その結果、どのようなダメージがもたらされるのかということに、まったく頓着しない医師の様子に、怒りすら湧いたといいます。

事実、右肺がいきなり半分の大きさになったことで、胃の位置の収まりが悪くなり、吐き気に悩まされるなど、お母さんの不調は長らく続きました。80歳を超えて食欲がなくなると、体力は一気に低下します。

がんは取れたけれども、果たしてその後の「生活の質」（ＱＯＬ）から考えると、あの手術をやるべきだったのかどうか……。このお母さんは、３年後の健康診断で再び肺がんが見つかりますが、今度は手術を拒否します。すると医師は「手術をしないなら、私にできる治療はない。ご勝手に」と、投げ出すような発言をしたそうです。

手術をする選択もあれば、しない選択もある。標準治療以外の道を患者さんが選んでも、そのことを尊重して、しかるべき緩和ケアにつなぐといった心ある対応のできる医師が増えてほしいものです。

高齢者になると、**必ずしも治療をする必要がない病、治療しないほうがよい晩年を送ることができる病というものが少なくありません。**患者さんの立場に立って、よりよいケアを考えてくれるかかりつけ医を見つけておくこと。これにまさる備えはありません。

専門医よりもかかりつけ医による生きたアドバイスで前向きに

別の知り合いのお母さんの件もご紹介しましょう。専門医よりもかかりつけ医の的確なアドバイスによって安心の生活を整えることができたというケースです。

そのお母さんは、80歳を目前にした頃から、骨盤を下から支えている骨盤底筋の筋力低下によって排泄コントロールが難しくなったといいます。本人は、自分でなんとかしようとしていたようで、頻繁にトイレに行くようにしたり、尿もれパッドをつけるなどの努力を続けていたのですが、ついに直腸脱を起こして大量に出血するようになってしまいました。括約筋の筋力がなくなり、直腸が肛門から出てきてしまうのが直腸脱で、こうなるとなおさら排泄のコントロールが難しくなりますし、外出どころではなくなります。

そこで、「肛門科」の専門医としての看板を掲げている地域の病院を見つけ出して受診したところ、「括約筋が全然機能してないから紙パンツ履いて。出血しているので軟膏だけ1週間分出しておく。あとはもう来なくていいから」とだけ言われたそうです。その後どうすべきか、どんな治療ができるのかなど、何の説明もしてもらえなかったと言います。不安ばかりが募る結果となってしまい、思わず内科のかかりつけ医のところにその足で相談に行きました。

すると、さっさと触診もしてくれて、「出産を経験した人のなかには、こういう症状が出る人もいる。頑張ってきた証拠。貧血にならないように気をつければ、あとは心配いらないから」と言われたそうです。手術での治療の可能性を聞いたところ「今の年齢で入院して手術することのリスクを考えると勧めません。それよりは筋力をつけたほうがいいですよ。紙パンツはいいと思います。あとはトイレの度にいきみすぎないようにね」などと、丁寧なアドバイスをもらえました。実際、週に一度のデイケアで下半身の筋力をつけるような体操を継続したところ、直腸が飛び出す症状も落ち着き、出血もなくなったといいます。紙パンツを常時履くようにしたことで、排泄の失敗への不安もなくなり精神的にも落ち着き、かえってトイレできちんと排泄できることも増えたそうです。

専門医との相性の問題もあったのかもしれませんが、かかりつけ医のほうが、適切に患者さんに寄り添い、症状との向き合い方をきちんと教えてくれたということだと思います。**体力が低下するような余計な手術はしない。自分の今持っている筋力をできるだけ維持する。気にしすぎない。紙パンツなどを積極的に活用**

してストレスを軽減させる。これらはすべて、老いによるさまざまな不調と上手に付き合うための極意とも言えます。

早めの紙パンツで「生活の質」は向上する

私は、排泄コントロールに少しでも不安を覚えたら、早めに紙パンツを利用することをお勧めしています。

紙パンツを履くことに抵抗を示す人がいます。自分はまだ紙パンツなんかのお世話にならない！と意地を張りたくなる気持ちもわからなくはありません。でも、履いてしまえば、不安やストレスから解放されて、安心して外出もできるようになるのに、もったいないないと思います。しかも、最近の紙パンツは薄くて性能もよく、外側からはまるで気づかれません。いわゆる、昔ながらの「オムツ」のイメージからは様変わりしています。

年齢とともに筋力が衰えるのは、腕力や脚力だけではありません。当然ながらインナーマッスルも衰えていきます。骨盤の底を支える骨盤底筋も加齢とともに衰えていきます。それによって、排泄関係の失敗が起きやすくなるのです。

骨盤底筋を鍛える体操ももちろんやるにこしたことはないですが、一方で、「万が一漏れてしまったら」と怯えてびくびくしながら過ごすのと、紙パンツを履いて「万一のときも安心」という気持ちを手に入れるのと、どちらがより健康的に過ごせそうでしょうか。安心感を手に入れられれば、行動範囲もぐっと広がるでしょうから、健康にはよいことばかりです。

無理をしない。場合によっては、「治そう」としすぎず、その症状を受け入れて、上手な付き合い方を考える。ぜひ、いろいろな「不調」を感じたとき、専門病院に飛び込む前に一歩立ち止まって考えていただきたい視点です。

そして、まずは信頼しているかかりつけ医に相談してみてください。

丈夫な血管ならば血圧200でも破れない

第一章では、大学病院の臓器別診療の弊害として、臓器ごとの数値データに基づいてバラバラに治療をしようとするために、薬の量が膨大に増えていくということを指摘しましたが、**高齢になってきたら飲む薬の量は見直すべき**です。

治療はできるだけ引き算で考えましょう。若い頃には代謝できていた薬でも、高齢になって腎臓や肝臓の機能が低下してくると、薬の成分を取り込み排出する機能も低下していきます。大量の薬を飲みすぎて、かえって体を壊しては何にもなりません。

そもそも、血圧を下げるとか血糖値を下げるという薬によって数値が下がったとしても、それが長寿につながるのかというと、日本においてそうした研究データはまったくありません。正常値というのは全世代の平均値であって、その値であれば健康に長生きできるという数値ではないと第二章で述べました。ところが、いまだに日本の多くの医者は正常値主義にとらわれています。

さらに、血圧や血糖値、コレステロール値、赤血球の数など、病気との因果関係が認められているものはありますが、それにしても、どれくらいをその人の「正常値」とすべきかは、判断が微妙な部分でもあります。全世代の平均値を高齢者に当てはめるのはそもそも無理があるということに加えて、全体的に高齢者は高めのほうがよい、という場合も少なくないからです。

たとえば、血圧であれば140㎜Hgを超えると「高血圧」と言われますが、この基準値もきわめて曖昧です。

たしかに、かつては血圧150㎜Hgくらいでも血管が破れることがありました。しかし、それは昭和30〜40年頃の話です。つまり、戦後間もなく、まだ日本人の栄養状態がきわめて悪かった頃です。栄養状態が悪く、血管も脆くて、少し血圧が上がっただけで破れてしまう人も多くいました。今は当時と比べて栄養状態もはるかによく、血管も丈夫になりました。その結果、動脈瘤でもない限り、血圧が200㎜Hgでも血管が破れることはほとんどありません。

日本人の死因トップであった脳卒中が減ったのも、みなさん減塩運動や降圧剤のおかげのように思っていますが、そんなことはありません。かつては150㎜Hgで破れていた血管が、栄養状態がよくなって200㎜Hgを超えても破れることがなくなっただけのこと。

つまり、**薬を飲んだり、薄味のご飯を食べて血圧下げましょう、というよりも、しっかりと高タンパクの食事をとって血管を太く丈夫にしましょう、というほうがよほど理にかなっている**のです。

動脈硬化になったら血圧は高めがよい

血圧と並んで、数値が高すぎるといって薬を処方されることが多いのが、血糖値とコレステロール値でしょう。そもそも、なぜこれらが高いと健康上問題だとされるのでしょうか。

これは、血圧や血糖値、コレステロール値が高いと動脈硬化を起こしやすくなると考えられているためです。血圧やコレステロール値が高いと、血管に慢性的な炎症が生じてしまい、血管壁が厚くなったり硬くなったりするリスクが高まります。血管の壁が厚くなり硬くなることを、文字どおり動脈硬化といいます。

動脈硬化を起こし、柔軟性を失い狭くなった血管に、過剰な脂質でドロドロになった血液が流れていくと、当然ながら詰まりやすくなります。詰まりが心臓に血液を送るための冠動脈で起きれば心筋梗塞ということになり、脳の動脈で起きれば脳梗塞ということになります。

つまり、血圧や血糖値、コレステロール値を下げることで、こうした梗塞につながるような動脈硬化を防ごうということなのです。とはいえ、いかに動脈硬化を防ごうとしても、加齢には勝てません。年を取るにつれて筋肉が減っていくように、血管は柔軟性を失い硬く狭くなっていってしまうのです。

実際、先述の浴風会病院で、ご高齢の方のご遺体を年間100例程度、剖検した際に、80歳を超えて動脈硬化になっていなかった人はいませんでした。**高齢に**

なれば、いくらコレステロール値や血圧を下げたところで動脈硬化を防ぐことは不可能です。

むしろ、**動脈硬化が進んだ人の場合、血圧や血糖値を下げる治療は逆効果です。**

ただでさえ壁が分厚くなり硬くなり、狭くなっている血管内の血圧を下げて血流を弱くするというのですから、血流は滞りがちになってしまうでしょう。その結果、血液内の酸素や栄養成分が全身の細胞に十分に行き渡らなくなります。

血糖値や血圧を下げる薬を飲むと、なんだかぼーっとしてしまう、集中力ややる気が出なくなる、という人が少なくありませんが、当然の副作用といえるでしょう。血流が滞りがちになると、真っ先にダメージを受けるのが脳です。

酸素や糖分が脳に届かなくなるので、低酸素、低血糖の状態になります。血圧や血糖値を下げて動脈硬化を防ぐどころか、かえって意識の混濁などを招きかねないということです。当然、認知症などのリスクも高めることになります。

動脈硬化になっていない若い人であれば、動脈硬化を予防するために血糖値や血圧を低めにコントロールすることは健康促進のために有効でしょうが、ほぼすべての人が動脈硬化を起こしているような**高齢者の場合は、血圧や血糖値を高めにコントロールしたほうが、健康は保たれるはず**だと私は考えています。

コレステロールで免疫機能をアップ

血圧、血糖値と並んで、高いと槍玉にあげられやすいのがコレステロール値です。しかし、コレステロール値をむやみに下げることは禁物です。なぜなら、コレステロールは免疫細胞の材料となることから、これをやたらと下げてしまうと免疫機能の低下につながりかねないのです。むしろ、高めのコレステロールのほうが、がんで死ぬ人が少ないという調査データもあるほどです。

コレステロールは免疫細胞の材料となるだけでなく、男性ホルモンの材料にもなっています。コレステロールを減少させることは男性ホルモンの減少につながります。男性ホルモンが減ると、筋力が低下するほか元気や意欲も低下します。

高めのコレステロールのほうが免疫機能もアップし、男性ホルモンも活性化される。にもかかわらず、なぜ高めのコレステロール値が目の敵にされてしまうのでしょうか。

それは、アメリカの治療方針をそのまま日本に当てはめているからです。

たしかに、アメリカ人の死因の第1位は心疾患です。そのため、血圧や血糖値、コレステロール値を下げることが動脈硬化による心筋梗塞の予防となり、長生きにつながる人が大勢いると言えるのです。一方で日本の場合、死因の第1位はがんです。がんを予防するには、栄養や酸素を全身に十分に行き渡らせ、免疫機能を高めておくことが大切です。それなのに、**アメリカのマネをしてコレステロールや血圧を下げるようなことをしていたら、がんを発症する人を増やすことにつながりかねません。**アメリカが成功しているからといって、やみくもに同じ治療基準を取り入れるべきではないのです。

つまり、血圧や血糖値、コレステロール値を下げることで、動脈硬化のリスクは下げられることがあるでしょう。しかし、高齢になれば、どんなに気をつけても動脈硬化は避けられません。そうであれば、免疫力を低下させたり、脳にダメージを与えかねないような数値を下げる治療が、高齢者にとってふさわしいものかどうか、よく考えてみてください。

数値が多少高めでも気にしない。自分の免疫力アップのために、よく食べ、よく動き、男性ホルモンが活性化するようなエネルギッシュな日々を送る。

そのほうがよほど、医者いらずの生活に近づけるだろうと思っています。

健康診断は受けなくてもいい

なぜ、私たちがこれほどまでに正常値にこだわってしまうのか。これには、毎年毎年、**せっせと受けさせられている健康診断による影響が非常に大きい**と感じています。とくに今の高齢者世代は、健診が広く一般的になった時代の先駆けでもあり、健診をとてもありがたがって熱心に受けようとします。もはや「信仰」

と言ってもいいのではないかというほどです。しかし、**年を重ねてきたら、実は健診を受ける意味はほとんどないと私は思っています。むしろ害のほうが大きいのではないかとさえ言えるほどです。**

もちろん、私は健康診断が誰にとっても不要なものだとは言いません。50代くらいまでの人たちにとっては、健診は非常に意味のあるものでしょう。血管の柔軟性もまだ保たれているわけですから、きちんとした食生活を送り、適度な運動をすることなどで、適切な血圧や血糖値をキープして動脈硬化の予防につなげる。これは大いに意味のあることです。

しかし一方で、高齢の人たちにとって、健康診断で示されている基準値に縛られることは、意味がないどころか、時に健康を損なうリスクを高めかねないということです。

第一、健康診断なるものが長寿に役立つのであれば、なぜ、健康診断をせっせと受けてきた男性と、女性との平均寿命の差が広がり続けてきたのでしょう。今の年配世代の方たちは、男性は会社員、女性は専業主婦やパートが多かった時代で、総じて男性のほうが健康診断をきっちり受け続けてきた人が多くいます。女性のほうは、専業主婦やパートなどが多く、あまり健康診断は受けていません、という人が少なくありません。ところが、１９５０年代にはせいぜい3歳くらいだった男女の平均寿命の差がどんどん開いて、今や7歳もの差が生まれてしまっているわけです。健康診断が長寿に役立つのであれば、せっせと健診を受けていた男性の寿命が伸びているはずなのに。不思議なことです。

健康診断では、「A」とか「D」といった判定が基準値に基づいてくだされます。繰り返しになりますが、数値というのは個体差があり、同じ数値でも「この数値でも元気な人」もいれば「この数値だと不調になる人」がいるのです。

そして、高齢者の場合、**数値が基準値を超えていようと低かろうと、今現在、元気なのであれば、その事実をもってして「自分は健康である」と考えてよいの**です。

ところが、ちょっとでも基準値を超えていると、やれ血糖値を下げる薬だの血圧を下げる薬だのコレステロール値を下げる薬だのを処方してもらわないと心配で仕方がなくなる。その結果、動脈硬化で血流が悪いところに、血圧や血糖値を下げる薬を飲むものだから、血流はますます悪くなり、四六時中頭はぼんやりしてきて、やる気もわかず、なんとなく抑うつ状態になってきてしまう。あるいは認知機能までどんどん低下してしまう。

これでは、何のための健診なのかわかりません。

心臓ドック、脳ドックのすすめ

本当に心筋梗塞や脳梗塞を予防したいと考えるのでしたら、健康診断などではなく心臓ドックや脳ドックを受けることをお勧めします。

心臓ドックを3年に一度ほど受ければ、心筋梗塞のリスクを早期に発見することができるでしょう。心臓に血液を送り込むための冠動脈のどこかで、動脈硬化を起こして血管が狭くなっている部分があるかどうかをチェックできるからです。CT画像によって実際に冠動脈を直接確認できますから、血液検査などの基準値で判断するよりもはるかに正確に冠動脈の状態を把握できます。

というのも、たとえコレステロール値が正常値であったとしても、心筋梗塞になることはあるからです。逆に、コレステロール値が高すぎても冠動脈が非常にきれいだという人もいます。つまり、血液検査のデータというのは、それくらいあてにならないものだということなわけですが。

さらに言うと、解離性大動脈瘤などを早期に発見することもできますから、CT画像によって冠動脈の状態がリアルにみられるということの意味は非常に大きいのです。これらの問題を発見できたならば、バルーンやステントを使って血管を拡張させればいいのです。実は日本は、この血管拡張の技術が非常に優れていることで世界的に有名です。海外の要人が日本にわざわざこの血管拡張治療を受けにくるほどなのです。

ですから、**なんら長寿の根拠にならない基準値に振り回されるだけの健診を受けるくらいであれば、きちんとした心臓ドックを3年に一度ほど受ける**ようにしてください。がんなどに比べれば、こちらのほうが高い予防効果が期待できます。しかも、ある程度治せるものだと言えるので、数年に一度、心臓ドックに費用をかけるというのは、無駄な健診に毎年足を運ぶよりもよほど費用対効果が高いでしょう。

ちなみに、心臓ドックは基本的に保険適用がなく全額自己負担です。受ける検査項目によって費用に差があります。また、自分が加入している健康保険団体から助成金が出る可能性もありますので確認してみてください。

脳ドックも動脈瘤を早期に発見できるので、くも膜下出血を予防するうえでは効果的でしょう。脳の血管をＭＲＩで見ることができるというのが大きなポイントで、閉塞や狭窄があった場合、動脈瘤の破裂を防ぐさまざまな手段で、くも膜下出血などを予防できることは少なくありません。

ちなみに、脳ドックで認知症の早期発見ができるのではないかという期待をされることがありますが、認知症は早期発見してもろくな治療がないうえ、発症前の認知症をきちんと予見できる検査は今のところないので、そのためのものではないとご理解ください。

うつ病の薬で認知機能が改善することも

高齢者の多くが体内にがん細胞を持っていたり、動脈硬化があるのと同様、高齢者になるほど罹患するリスクが高くなるもののひとつに、うつ病があります。第三章で書きましたが、**心の安定や多幸感をうながすセロトニンという神経伝達物質は、40代を過ぎると分泌量が少なくなっていきます。**このため、加齢とともに気分が落ち込みやすくなります。

加えて性ホルモンが減少していくことでも、性欲だけでなく、意欲が全般的に低下し気分が落ち込みやすくなります。更年期障害は女性特有のものではありません。男性も中高年になると徐々に男性ホルモンが減少していき、気分が落ち込みやすくなります。加齢とともにできないことが増えていったり、記憶力や集中力が低下することも、気分を滅入らせます。人と会うのが億劫になったり、出かけるのが面倒になったりしますし、新しいことを覚えようとか、何かにチャレンジしようといった気力もなくなります。

つまり、**うつ病を発症するリスクが高くなる**ということです。実際、**70代前半までは、認知症よりもうつ病を発症する人のほうが多い**。さらに年齢が進み70代後半から80代に入ると逆転してきて、認知症の人のほうが増えていきます。

女性は、更年期以降に男性ホルモンが増えていくので、更年期障害さえ乗り越えてしまえば意欲的になり、いっそう行動的になっていくことも珍しくないのですが、ひたすら男性ホルモンが減少していくばかりの男性の場合は、どんどん意欲が低下していき、人付き合いも億劫になり、家に閉じこもりがちになるというケースが少なくありません。実際、団体旅行などをしてアクティブに楽しんでいるのは、圧倒的に女性のほうが多いでしょう。男性は、仕事以外のかかわりが希薄な傾向があり、年をとるほどに人との交流が少なくなりがちです。そのためか、高齢の男性を見る限り、周囲の人たちと楽しくおしゃべりをするとか、相手の話をゆっくり聞いてあげるといったかかわり方は苦手だという人が多いようです。

結局、年をとって立派なふるまいもできなくなった自分は、他人の前に出たくないという気持ちが働き、自己肯定感がさらに損なわれてうつ病になりかねないのです。

家族に見逃されがちな高齢者のうつ病

高齢になると精神的なケアが非常に重要になってくるのですが、自分がうつ病だという自覚がないと、精神科や心療内科に足を運ぼうとはならないようです。

そもそも、**うつ病の症状を高齢者が訴えても、周囲がそれをうつ病と認識してくれない**、ということも少なくありません。

典型的なうつ症状として「食欲がわかない」「夜、何度も目が覚めてしまう」「早朝に起きてしまって眠れない」といったものがあります。患者さんからそうした話を聞くと、精神科医の私としては、すぐに、うつ症状だと気づくのですが、家族など周囲は「もう高齢だからね」と聞き流してしまうのです。

たしかに、高齢になると睡眠が浅くなり、早朝覚醒してしまうとか、夜中にトイレに何度も起きてしまうといったことが起こりやすくなります。あるいは、意欲が低下してきた、集中力がなくなってきた、忘れっぽいといったようなことが起きると、**うつ病ではなく認知症だと思われてしまうこともしばしば起こります。**実際、うつ病によって思考が停止してしまうと、認知症と似た症状が出てくるので周囲は見分けるのが困難です。

そういった症状が出てきた方に軽いうつの薬を飲んでもらうと、夜はぐっすりとよく眠れるようになり、朝はすっきりと目覚めて食欲も戻り、生活のリズムが整ってくるし、物忘れもなくなる、ということがしばしば起こります。

また、うつ病の難しいところは、こうした精神的な症状として現れるだけでなく、身体的な症状が顕著になる場合もあることです。落ち込んでいるとか、死にたがるといったあきらかな抑うつ症状ではなく、食欲がない、めまいがする、便秘や頭痛がひどいといった、なんとなくの不調があるけれど原因がよくわからないというような場合。**単に年をとって体力が低下しただけかと思いきや、実はうつ病だったということもあるの**です。こういう場合、本人が自覚しにくいのはもちろん、周囲も気づきにくいものです。

なんとなく元気がなくなってきた、いつもと様子が変わってきたということがあったら、家族もうつ病の可能性を考えてみてください。**適切な治療をすれば、うつ病の症状の多くは改善が期待できます。**

うつ病と認知症の見分け方

先ほども述べたように、高齢になるとうつ病と認知症は症状が非常に似てきます。

70代の親が、物忘れが増えてきた。約束したことも忘れてしまう、着替えもしないし部屋も片付けられない。外出をしようともしなくなり、さらに風呂にも入らなくなったとしたら、認知症を疑ってみたくもなりますし、一方でうつ病のようにも見えます。

一番簡単な見分け方は、その症状がいつ頃から始まったのかと考えてみることです。**うつ病であれば、ある時期を境に突然といった感じに症状が出てきます。**3カ月前くらいから急に食べなくなった、着替えもしなくなって表情がなくなった、といった具合に、変化した頃についてははっきりと思い当たることが多いです。

たとえば、お盆の時にはいつもどおりだった母親が、正月に帰省したら着る服も汚れていて家の中もぐちゃぐちゃになっていた、というような場合は、いきなり認知症を発症してそこまで進行したとは考えづらいので、うつ病の可能性が高いでしょう。

一方、**認知症の場合はゆっくりと症状が進んでいきますので、ある時を境に、といった感じはありません。**いつの間にか、少しずつ症状が進んでいます。いつのまにか部屋が乱雑になってきている。いつの間にか着るものに頓着しなくなっていた、など。家族がその変化の時期を思い出そうとしても、はっきりとしません。また、物忘れが始まる時期と着替えをしなくなる時期には年単位のタイムラグがあります。

どちらのほうがよいとか、悪いということはありません。うつ病であれば、薬で症状の改善が期待できるということはあります。一方で、本人はつらい思いをしています。認知症だった場合は、本人がそれをひどく悲嘆するということはまずありません。

認知症は老化現象のひとつでしかない

ところが、認知症と診断されると、家族はひどくショックを受けます。ついに来たか！といわんばかりの絶望的な顔をしたりします。あまりに「認知症になったらおしまい」とでもいうようなイメージが一人歩きしてしまったので、私たち精神科医は、認知症という診断を口にするのをためらうほどです。これだけ認知症患者が増えたのに、いまだに認知症に対して間違ったイメージを持っている人がいかに多いことでしょう。

認知症になったからといって、すぐに何もわからなくなるわけではありません。アメリカ合衆国元大統領のロナルド・レーガンさんは退任から5年後に自分がアルツハイマー型認知症であることを告白しましたが、その当時のかなりひどい症状から考えて、在任中もすでに物忘れ程度の認知症を発症していたと思われます。つまり、認知症になっても初期の段階であればアメリカの大統領を務めることだってできるのです。

多少物忘れが出てきたとしても、そんなものは工夫次第でいかようにもフォロー可能だからです。そもそも、認知症を発症していなくてもうっかりミスの多い人などたくさんいます。そういったものを補い合うために、会社や家族や地域コミュニティなど、さまざまな人と人とのかかわりがあるのではありませんか。

統計上、85～89歳の人の4割、90歳以上では6割の人が認知症だといわれています。

私が浴風会病院で大勢のご高齢の方のご遺体の剖検報告を聞いていた際も、**85歳以上の方で脳にアルツハイマー型の変性がない人はいませんでした。本人も周囲も、最期まで認知症だという自覚や認識がなかった方も多かった**と思います。

つまり、一定程度の年齢になれば、症状が出ていなかったとしても脳の状態としては誰もがアルツハイマーになる。これはもはや**病気ではなくて老化現象のひとつ**だと考えるべきでしょう。

年をとると白髪が増えて、骨が弱くなって筋肉が少なくなる。そうしたことと同じ、老化現象のひとつとしての脳の変性です。それをさも、悲惨な病気のようにとらえることは、老いに対する不幸な先入観を生むだけだと思うのです。

認知症になっても何かを諦める必要はない

認知症の初期段階では、物忘れが増えてきます。あるいは、時間や場所の感覚が曖昧になってきて、今が何月なのか、季節は春から夏に向かっているのか、あるいは秋から冬に向かおうとしているのか、といったことがパッとわからなくなってきます。

でも、よく考えてみてください。誰しも、ちょっと気分が落ち込み気味の時は、思考がまとまらなくてぼんやりしてしまったりしますし、忙しくてパニックになっているときは、落ち着いて論理的に考えられなくなったりしませんか。そうイメージしてみれば、認知症の人の頭の中でさまざまな情報がとりとめなく彷徨《さまよ》ってしまう感覚も、共感できるのではないかと思います。

認知症は短期記憶が障害されて、新しいことが記憶されなくなるという特徴があるので、たしかに今朝ご飯を食べたことを忘れてしまったり、数分前のことを何度も繰り返し話したりするので、周囲は愕然とするかもしれません。ですが、数分前のことを覚えていられないからといって、思考できない人になった、というわけではありません。

新しいスマホの操作は何も覚えられなくても、初期であれば、毎朝のルーティンになっている新聞を読んで（多少読み方は大雑把になってきたりはしますが）、選挙に強い関心を示したり、日本の経済政策や防衛政策に対して鋭い見識を披露したりするのです。

認知症は個人差もありますが、多くがゆっくりと進行するものです。筋力がある日突然低下するものでもないように、認知機能もじんわりとゆるやかに低下していくのですから、当たり前です。

それなのに、認知症と診断されただけで、周囲は「もうおばあちゃんは何もできなくなるんだ」とばかりに、「危ないから一人で外出させちゃいけない」とか、「同じものばかり買ってくるから買い物させない」とか、やたら過保護になって本人ができることまで取り上げて、行動を厳しく制限したりします。こんなことは本人にしてみたら不条理極まりなく、腹立たしく情けなく不愉快なことでしょう。

もちろん初期の認知症であれば運転もできます。大学病院の医師にように融通のきかない医師にかかると認知症の診断を下されて、免許証を取り上げられてしまうので、物のわかったかかりつけ医を見つけておくことが大切です。

そのうえ、認知症というのは「スペクトラム障害」と考えられるもので、いわゆる発達障害の人と同様、軽度から重度まで大きな幅があります。そして、**残存している機能をさまざまに活用することで、進行を緩やかにする**ことができます。

多少ストーリーを追えなくなっていたとしても、好きな監督の映画を観に劇場に足を運んだり、豆腐や納豆が冷蔵庫に多めにストックされることになったとしても、本人があれこれ考えながら買い物をしたりすることは、適度な刺激となり、認知症の進行を遅らせるのにきわめて有効です。頭ごなしに否定して本人の尊厳を傷つけたり、自由を奪ったりすべきではありません。

実際、短期記憶が失われたとしても、長年培ってきた知恵は衰えずに残っています。加えて、さまざまな理論武装や無駄なプライドがなくなることで、人間的に丸くなり、そうした知恵がより一層、よい形で周囲に生かされる場合もあるのです。

ですから、もしご自分が**認知症と診断されたとしても、何かを諦めたりしないでください**。何も諦めようとしなくてよいのです。今できることやしたいことを、大切に続けてください。

ただし、世の中には、オレオレ詐欺やら、あやしげな商法やら、認知機能が低下した人を狙い撃ちにしたような犯罪やビジネスが横行していることも事実です。その意味では、何かあった時に相談できる頼れる友人や家族を見つけておくことが大切でしょう。それ以外に、成年後見という制度もあります。また、地域包括支援センターなどで要介護認定をきちんと受けて、ケアマネジャーさんと二人三脚で、よりよい老後を送るためのさまざまなケアを積極的に取り入れていけばいいのです。

認知症、備えあれば憂いなし

多くの人は、認知症になったらどうしようということばかり心配して、あれこれサプリを飲んだり脳トレをしたりと予防ばかりに熱心ですが、実際に85歳も過ぎればほとんどの人が老化現象としての認知機能低下を避けることはできないのですから、**来るべき時に向けてきちんと備えることこそ重要**でしょう。

要介護認定を相談する地域包括支援センターがどこにあるのかといった確認をするのはもちろんのこと、なんとなく不便な感じがしてきたら、自分に介護はまだ早いと意地を張らず、まず相談してみるのがよいでしょう。要介護の手前でも、要支援という認定を受けられることもあります。要支援の場合はケアマネジャーさんではなく、地域包括支援センターの職員がケアプランを一緒に考えてくれることになります。

認知症を恐れるあまり、認知症の予防には励むけれど、認知症になる未来のことを考えないようにする、というのは対処方法としては間違っていると思います。

認知症は怖くない。絶望するような病でもなければ、特殊な症状でもありません。老いていく人間にとって、最後の宿題のようなものかもしれません。しかも、宿題を担う本人は、それほど不幸ではないのです。多くの認知症患者さんを診てきた私には、そう確信できます。

認知症になる前は、いつも眉間にシワを寄せてプライド高く人を批判ばかりしていたような人が、徐々に穏やかな顔になり、いつもニコニコと笑顔を見せるようになっていきます。

暴れたり暴言を吐いたり、といった症状が出るのは、周囲の無理解や頭ごなしの否定などがきっかけとなっている場合がほとんどです。

超高齢社会の日本において、**認知症を当たり前の老化現象としてとらえられるよう、社会が成熟していく時**にきていると感じます。

第五章　免疫力が人生の最終章を明るくする

高齢者をお荷物扱いする日本社会の愚

コロナ禍で、一番の我慢を強いられたのは高齢者だと言えるでしょう。

ハイリスクな高齢者はワクチンを打ったら、あとはひたすらステイホーム。感染すると重症化しやすいのだから、医療崩壊を招かないためにも家にいろ。施設から出るな。社会に迷惑をかけるな。そんな大合唱にさらされました。

世の中は格差がますます拡大し、賃金は伸びず経済は停滞、円安の泥沼から抜け出せず、成長という二文字から見放されているような日本社会には、先行きへの不安が蔓延しています。

そして、こうした不安の矛先が高齢者に向けられることが増えました。たしかに、高齢者世代の増加が下の世代に覆いかぶさっているような逆三角形の人口ピラミッドの形の歪さは、繰り返しメディアでも取り上げられています。

しかし、高齢者を上にしているから、人口ピラミッドが歪んでいるように見えるのです。あのグラフを上下逆さにしてみれば、**社会の消費の底支えをしている、**

分厚い消費者としての高齢者層が見えてきませんか。

高齢者は医療費や介護費を食い潰しているだけの存在ではありません。現役時代には多額の社会保障費を支払い、納税し、生産性を高めてきた人たちです。そして今もシニア市場という巨大なマーケットを生み出している消費者です。

そもそも、医療費や介護費用が年々膨らんでいることで、高齢者が社会のお荷物のように扱われていますが、**科学的エビデンスの乏しい正常値で高齢者を「病人」扱いし、不要な薬を大量に服用させているのは、医者たち**ではありませんか。**切らなくてもいいがんを切って、ヨボヨボの老後を過ごさせているのも医療機関**ではありませんか。むしろ、**高齢者はこうした医療業界に食い物にされている**のです。

一定期間以内であれば、いちいち診察しなくても一つの処方箋を最大３回まで使えるという「リフィル処方箋」が２０２２年４月に導入されましたが、実際にリフィル処方箋を発行したことのある医師は導入後１カ月でまだわずか５％にすぎず、全処方箋に占める薬局での受付回数はわずか0・053%。患者側としては通院の手間も省けるためにリフィルでの処方を希望しているのに、医療機関にとっては、再診患者の減少が収入減につながるため、その使用に難色を示しているという状況です。こんな有り様で医療費の削減などに取り組めるのでしょうか。**高齢者を叩く前に、大学病院の教授たちを筆頭とした医療業界の体質にメスを入れるべきでしょう。**

いずれにしても、高齢者に我慢を強いるという今の社会の風潮には、私は大きく異議を唱えたいと思います。誰もがいずれ高齢になります。高齢者をお荷物扱いする社会というのは、誰にとっても生きづらい社会ということです。

年をとっても不安なく暮らせる社会、むしろ年をとるのが楽しみにさえ思えるような社会になれば、若い世代も老後の心配ばかりしなくてもよくなり、もっと「今」の自分を生かすようなチャレンジができることでしょう。みんなが攻撃し合って足を引っ張り合うのではなく、それぞれの世代のよさを生かし合い、お互いの生産性を高め合うような社会にしていきたいものです。

そして、その先頭に立つべきは、ひたすら我慢ばかり強いられている高齢者たちではないでしょうか。

コロナ自粛政策で高齢者の免疫力は低下

コロナ禍で自粛を強いられた結果、世の中はどうなったでしょうか。2022年夏、感染拡大の第7派がきていますが、一方で、感染が落ち着いていた時期であっても、猛暑の中、マスクを手放せない人たちが大勢いました。本当に感染リスクを恐れてというよりも、マスクをしないで町を歩くと白い目で見られてしまうからというような、科学的エビデンスとはおよそかけ離れた理由でマスクを使い続けた人たちが多かったようです。

多くの高齢者のみなさんも、2年以上にわたる自粛ムードの中、すっかり自宅や施設での引きこもり生活が定着してしまったのではないでしょうか。部屋の中で一人テレビをぼーっと眺めて過ごすような刺激のない日々は、高齢者の残存能力をあっという間に奪ってしまいます。

誰とも会話しない日々が続き、脳への刺激がなくなって認知機能が一気に低下してしまった人や、施設からの外出が禁止になり、さまざまなデイサービスなどにも通えなくなって筋力が低下してしまったという人も少なくありません。テレビをつければ、感染者が何人増えただの、死者数が何人だのという報道ばかりですから、気分は滅入っていく一方です。高齢者うつのリスクも一気に高まりました。

結局、感染症の専門家たちの独断的な感染防止策が強行されたことで、**コロナの感染拡大は一定程度防ぐことができたものの、高齢者の免疫力は一気に低下してしまったと言えるのです。**

楽しむことが免疫力アップの基本

そもそも、免疫力とは何でしょうか。

70代で弱ってしまう人と、80代でも元気な人を分けているものは何でしょうか。大きな病気をしたわけでもなく、事故に遭ったわけでもないのに、80歳の壁を手前にして、一気にフレイル（身体機能や認知機能が低下し、要介護の入り口のような状態）になってしまう人がいます。一方で、80歳を過ぎても好奇心を失わず若々しい感性のまま日々を楽しんでいる人もいるわけです。

私たちの体には、ダメージを防御し、あるいは病気や怪我などでダメージを受けたとしても、その傷を修復し自ら回復していく力が備わっています。その回復力を支えるのが、免疫の力だと私は感じています。**元気な80代と弱ってしまう70代を分ける原因のひとつが、この免疫力の差**ではないかと思っているのです。

免疫力というのは心とも密接にかかわっています。楽しんだり笑ったりすることが免疫力のアップにつながると、常々言われてきました。ところが、コロナ禍で自粛を強いられている間、高齢者に限らず多くの人が、笑ったり楽しんだりすることから遠ざけられた生活を余儀なくされました。

一人パソコンでサブスク（月額料金を払って見放題のサービス）の映画を見るのももちろん楽しいことですが、気の合う友人と映画館に出かけて一緒の空間で大画面を共有し、終わったあとには一杯飲みながら映画の感想を話し合うといった楽しみ方には、一人では味わえない刺激があるものです。通勤ラッシュから解放された在宅ワークは気楽な部分もあったとは思いますが、一方で同僚との雑談タイムや仕事終わりの寄り道がリフレッシュになっていたのだと改めて気づかされた人も多いでしょう。

コロナ禍によってそうした日常が奪われたことで、社会全体の免疫力が低下してしまったように感じます。ささいなことでイライラして他人を攻撃したり、楽しそうに過ごしている人を見つけて叩いたり、一時、マスク警察などが騒ぎ立てたのも、そうした免疫力の低下と無関係ではなかったように感じます。

そして、この免疫力低下は、もっとも弱い立場に立たされている高齢者を直撃しました。ただでさえ、**高齢になるとセロトニンという脳内物質の分泌量が減少し、気分が落ち込みやすくなるのに加えて、日常のささやかな楽しみすら奪われてしまった**のです。

少しでも文句を言おうものなら、「若い世代はもっと大変な思いをしている」「下の世代に養ってもらっているのに贅沢を言うな」「誰のせいでみんなが自粛していると思っているのだ」と思いがけない方向から攻撃の矢が飛んできそうで、うっかり不平不満も言えません。社会に迷惑をかけてはいけない、若い人に迷惑をかけてはいけない、家族に迷惑をかけてはいけないと、高齢者は萎縮するばかり。免疫力はますます低下していきました。そのせいか、**先進国で唯一がん死が増えているという現象**も起きています。

長い人生を頑張って生きてきたというのに、その最後になってこんな我慢ばかりを強いられなければならないのは、あまりに悲しいことだと思います。

自分の欲望を解放すべし

免疫力を高めて、人生の最終章を元気に走り抜ける。

超高齢社会に突入した今、20年後、30年後、40年後に高齢者になっていく人生の後輩たちに向けて、老いていくことは暗いことばかりではないよ、という背中を見せる。ぜひ、そんな気概を持って、**自分自身をもっと大切にしてあげてください**。1日に1回は笑顔になれる時間を持つように心がけてください。迷惑をかけまいと萎縮するのではなく、自分の欲望を解放しましょう。やりたいこと、食べたいものを我慢しない。言いたいことを言う。自分を大切にできる人は、他者に対しても寛容になれるはずです。

自分の欲望に素直になり、相手の欲望を尊重する。そんな関係性が広がっていけば、どの世代も元気に楽しく免疫力を高めていけるのではないでしょうか。

高齢者の免疫を高めるために、今日から始められることを一つひとつ、提案していきたいと思います。これならば自分にもできそう、と思うものを見つけて、ぜひ実行に移してください。

①肉を食べよう、適度に酒をたしなもう

２０２１年11月に99歳で亡くなった作家で僧侶の瀬戸内寂聴さん。生涯ペンを離すことなく、最後の最後まで連載を抱えて現役を貫いた人でした。反戦平和を訴え、世界のどこかで戦争が起こると抗議のハンガーストライキを決行するなど、行動する人でもありました。僧侶で活動家と聞くと、非常にストイックな生活を送っていたようなイメージを持つかもしれませんが、実は寂聴さんは大の肉好き。**90代になっても3日に一度は大きなステーキをぺろりと平らげる**ことで知られていました。またお酒も大好き。人が大好き。

高齢になると、脂っこい食べ物を控えるようになったり、若い頃のようには肉を食べられない、と思い込んでいる人が少なくありませんが、実は高齢になるほど、タンパク質をきちんと摂取することが大切です。タンパク質が不足してくると筋力がますます低下してしまいます。

タンパク質は、幸せホルモンとも呼ばれる神経伝達物質セロトニンの分泌に深くかかわっています。セロトニンの原料となるのは、タンパク質に含まれるアミノ酸の一種、トリプトファン。良質なタンパク質をたっぷり摂ると、なんとなく元気が出る、肌つやがよくなるというのは、幸せホルモンのおかげかもしれません。

健康診断などで血圧やコレステロールが高めになると、食事指導を受けさせられたりしますが、高齢になったら「食べるな」ではなく「好きなものを食べなさい」とすべきです。高齢者が栄養不足になると、骨も筋肉も弱くなりますし、血管も脆くなってしまいます。血圧を下げる薬などで血管を守ったとしても、血流が悪くなれば脳に十分な酸素が届けられず、頭がぼんやりしてきたり、意欲や認知機能が低下してくるリスクが高まるのは、第四章で述べたとおりです。

寂聴さんをはじめ、**80歳を過ぎても元気に溌剌している人は、肉や魚を毎日た**

っぷり食べている人ばかりです。

70代の人に必要な一日のタンパク質の量は体重1キロあたり1グラムといわれています。体重が40キロの人は40グラムですが、これは肉を40グラム食べればいいということではありません。たとえば、豚こま切れ100グラムあたりのタンパク質は18グラム前後です。ということは、220グラムほどの肉を毎日食べると、ようやく一日に必要なタンパク質を摂取できるということになります。

一方、価格も廉価な鶏胸肉は100グラムあたりのタンパク質が25グラムと豊富です。あるいは、納豆や豆腐などの大豆食品も良質なタンパク源なのでお勧めです。

飲酒に関しては、飲み方に気をつける必要があります。毎晩の一人晩酌が習慣化したり昼間からダラダラ飲むようになると、酒量が徐々に増えてアルコール依存症になったり、睡眠の質を悪化させて不眠の原因になったりするので注意してください。しかし、おいしい食事とともにたしなむビールやワインなどは気分をリラックスさせてくれるでしょうし、友人との会食で楽しく飲むお酒は、会話も弾ませてくれるでしょう。

適度な飲酒は、幸せな気分や前向きな気分を引き出す神経伝達物質ドーパミンの分泌も促してくれるのです。

②不眠を気にしない

高齢になると、眠りが浅くなりがちです。なかなか寝つけない人もいれば、夜中に何度も目が覚めてトイレに行きたくなるという人もいます。あるいはまだ薄暗い早朝に目が覚めてしまう人もいるでしょう。いずれにしても、全体的に睡眠時間が減っていきます。それで、「眠れない」「睡眠不足だ」とイライラするのは逆効果です。

むしろ、**眠ることに注力するよりは、起きている時間の過ごし方に工夫してみる**といいと思います。ちょっと長めに散歩してみるとか、朝の光を全身に浴びてみるとか。起きている時間に体が活性化されると、夜の眠りの質も改善されることがあります。

あるいは、何も**夜に眠ろうとしなくていい**のです。高齢者にお勧めなのは「ちょこちょこ」活動。一気にまとめて運動するとか、一気にまとめて掃除をするとか、一気にたくさん食べるといった活動は体に大きな負担をかけます。なんでも、ちょこちょこと、気が向いた時に少しずつを心がけましょう。睡眠も同じです。昼間、ちょっと眠たくなったら昼寝をすればいいのです。**眠くなったらちょこちょこ昼寝**。それで夜の不足を補いましょう。

③一人で読書するよりグループ学習

今の高齢者世代は勉強熱心な人が少なくありません。新聞購読が習慣になっている人も多いでしょう。学ぶ意欲が旺盛なのはいいことです。ただ、どうしても加齢とともに読んだり聞いたりする集中力は低下していきます。

習慣になっているからと、朝、まず新聞を広げる。隅から隅まで、昔と同じように舐めるように読んでいくけれど、文字面を追っているだけで内容は一向に頭に入ってこない。あるいは読んだはしから忘れてしまう。それで、一生懸命に紙面に集中してみるけれど、読み終わる頃にはどっと疲れ果ててしまう……思い当たる方も多いことでしょう。

あるいは読書が趣味で、気になる新刊本が出ると書店に取り寄せ依頼をしたり、図書館に足を運んだりしていたけれど、最近は1冊読み切るのも少々億劫になってきた、という人もいるでしょう。ですが、加齢とともに集中力や情報処理能力が落ちてくるのは当たり前のこと。それでも頑張って読もうとするのは立派ですが、そこでエネルギーを消耗して疲れ切ってしまっては元も子もありません。そもそも、高齢になったら**頑張りすぎない、無理しすぎない、自分の「楽しい」を優先させる**ことが大切です。

そこでお勧めしたいのが、**グループでの学習スタイル**です。高齢になってからの学びスタイルは知識を黙々とインプットしていく形ではなく、知ったことや見たこと、考えたことについてアウトプットしていく形のほうが楽しく頭を活用できます。単に知識を詰め込むだけよりも、知ったことや疑問に思ったことについて言葉にして発信してみる。それに対する相手からのレスポンスもいい刺激になります。

シニアになってからの学びの目的は「知識を増やすこと」ではなく「脳を活性化すること」。そうした学びの場で新しいお友だちが見つかるかもしれません。年齢を重ねてからのお友だちもいいものです。学習会のあとにお茶の時間でもあれば、楽しさも倍になるでしょう。

今は、地域センターでの催しや、大学の生涯学習講座など、さまざまなところで向学心旺盛なシニアのための学びの場が用意されています。勉強することが大好きという人は、ぜひ、独学ではなくグループでの学びの場に思い切って出ていってみてください。

そういう場に出かけるのが億劫という人は、SNSにチャレンジしてみるのもいいでしょう。今はスマホで簡単にインスタグラムやフェイスブックなどのアプリを入れてアカウントをつくることができます。日々の写真をアップしてちょっとしたコメントを添えてみる。面白い本を読んだら、何が面白かったのか、感想を書いて書影をアップしてみる。**そんな日々のささやかな発信が、真っ先に老化しがちな前頭葉を刺激してくれる**ことでしょう。

前頭葉が衰えてくると、人は柔軟な思考ができなくなり頑固になりがちです。高齢になると、自分のやり方にやたらと強いこだわりを持って、それ以外の考えを受け付けなくなるのはそのためです。ぜひ、積極的に外側に向かって発信し、前頭葉を鍛えて柔らか頭を維持してください。

④自分に合ったデイサービスを見つけよう

人とのかかわり合いで脳内を活性化するという意味では、デイサービスもぜひ有効活用していただきたいものです。自分には要支援や要介護なんて早いと思っているかもしれませんが、もしも外出が億劫になってきた、筋力低下が著しいと思っているような方は、かかりつけ医にも相談しつつ、地域包括支援センターで要介護・要支援認定について相談してみてはいかがでしょうか。

何しろ、**今の高齢者の多くは非常に我慢強い**。私なんてまだまだ頑張れる、自分でなんとかできると思って、かなり無理をしながら頑張っている状況の人は少なくありません。とくに独居で、暮らしぶりの変化をこまめにチェックする人がいない場合、実は十分に要介護や要支援の認定を受けられる状況にあるにもかかわらず、申請するという発想を持つことができない場合もあります。自分では自分の変化になかなか気づけないものです。また、高齢になると意欲低下のために自分で動くことが減り、このような形で外部の力がないと脳や足腰を使うことが少なくなりやすいことも要注意です。

要支援の認定を受けると、介護予防と呼ばれるリハビリなど身体機能の回復を目的としたデイケアサービスを利用することができるようになります。要するに、筋力や認知機能が衰え始めた人を要介護にしないためのサービスです。あるいはもっとさまざまなリクレーションを提供してくれるデイケアも、施設によって要支援から利用できる場合があります。

デイケアに通うことのよさは、筋力をアップしたり口腔体操をしたりと、身体機能のメンテナンスができるだけでなく、人との交流が広がるという点にあります。送迎車の中で顔見知りができたり、筋トレの最中も楽しいおしゃべりの輪が広がることもあるのです。

筋トレだけであれば、いまどきは座って足を置くだけで電気刺激を与えて筋肉が鍛えられる便利なマシンもあります。もちろん在宅中にそうしたマシンを活用するのはよいと思いますが、それだけに頼るのはなんとなく寂しいものです。

ぜひデイケアなど、人とのかかわりを楽しみながら身体機能の維持ができる場所を探してみてください。それにはまず、**地域包括支援センターでの情報収集が**

第一歩となります。まだ早い、ではなく、転ばぬ先の杖。情報収集は早いに越したことはありません。ついでに言うと、年金から毎月介護保険料を徴収されているのですから通わないと損だと考えてください。

⑤免許は返納するな、仕事は引退するな

もしもあなたが今も現役でお仕事をしていたり、車を運転していたりするのであれば、**できる限り引退を先延ばし**しましょう。

高齢者が交通事故を起こすたびにマスコミが大きくセンセーショナルに取り上げ続けたために、高齢者ドライバーへの風当たりが非常に強くなりました。そして、「免許返納」へのプレッシャーが激しくなりました。

75歳以上のドライバーが免許を更新する際に認知機能検査を義務付けていることも、露骨な年齢差別であり法の下の平等をうたった憲法に違反していると私は思っていますが、それに加え２０２２年5月からは「運転技能検査制度」が導入

され、75歳以上の一定の違反歴がある人は、実車による技能検査に合格しなければ更新できなくなりました。高齢者の免許更新をさらに厳格化したのです。

世の中挙げての高齢者いじめの象徴のような免許返納ムーブメントです。

そもそも、交通事故の数が一番多いのは10代のドライバー、ついで20代前半のドライバーです。しかし、若いドライバーが高齢者をはねたといってもさほど大きなニュースにはなりませんが、高齢ドライバーが若い母子をはねたとなると、世間を挙げての非難の大合唱です。こんな年齢差別はないでしょう。

たしかに高齢者になるとアクセルとブレーキの踏み間違え事故はやや多くなりますが、その多くが対物あるいは自爆であって、**対人事故は若いドライバーよりも少ない**のです。一方、被害者としてはねられている人の多くは高齢者。

免許を返納して道路を歩けというのは、歩いてはねられるリスクが高くなっても構わないということでしょうか。

高齢者の諸機能の維持に何よりも大切なのが、「できる限り後退させない」と

いうことです。今ある機能をできるだけ現状維持させる。できることを減らさない。行動範囲をできるだけ狭めない。

その意味でも、免許を返納せずに運転をしている高齢者に対して、一律に危険ドライバー予備軍であるかのような扱いをすることは、あってはならないことだと考えています。

実際、免許を返納した高齢者のその後を追跡調査した筑波大学の研究によると、6年後には要介護の人の数が運転を続けている人の2・2倍に増えていたそうです。あるいは、国立長寿医療研究センターの調査では、要介護状態になる危険性が8倍という結果が出たといいます。**高齢者から、今ある能力を奪い、外出する手段を奪い、家に閉じ込めることになりかねない免許返納は、要介護老人を増やす世紀の愚策**だと言っていいでしょう。

ですから、現在、きちんと運転できている人は、周囲からの返納圧力に屈することなく、自分で「もう無理だ」と感じる時までは、堂々と自信をもってハンドルを握ってください。

なお、高齢になって反射神経が鈍くなると、とっさの判断でブレーキとアクセルを踏み間違えるリスクは多少高くなります。これは認知症とは関係ありません。認知機能の低下でブレーキとアクセルの見分けがつかなくなるような人は、そんな状況になる以前に運転そのものができなくなっているはずです。いずれにしても、反射神経や動体視力など、どれも加齢によって衰えるのだという自覚を持って、過信することなく緊張感をもって安全運転を心がけてください。動体視力が落ちて飛び出してきた子どもを避けられないことは増えるでしょうが、多くの高齢ドライバーはそれを自覚してゆっくり走っています。

ただ現実には、安全装置をつければいずれも解決できる問題です。そして、マスコミが報じる暴走・逆走については、普段は暴走や逆走をしていない人が起こしてしまう場合、おそらく加齢のためというよりも意識障害によるものです。薬の影響をきちんとチェックしましょう。

また、**今仕事を持っている人は、ぜひ、可能な限り働き続けてください。**いつまでも仕事にしがみつくと下の世代に迷惑じゃないかとか、後進に道を譲るべきではないか、老害になるのではと**過剰に忖度する必要はありません。**「老害」と言われる人の多くは、若い頃から下にいばる性格の人で、「老いの害」ではなく性格の問題です。

⑥行動パターンに変化を起こそう

高齢になると、とかく毎日同じ行動パターンになりがちです。毎朝同じ時間に起床し、同じような朝食を食べ、新聞を読み、同じようなテレビ番組を眺めて、同じような昼食を食べ、昼寝をしたり近所のスーパーで買い物をしたりして、同じ時間に入浴し、同じような夕食を食べ、同じ時間に就寝する。きちんと規則正しい生活を送っているので健康的なようにも見えますが、**あまりに変化がない生活は前頭葉の衰えにつながります。**

先ほども書きましたが、前頭葉というのは意欲や思考力などにかかわってくる大切な部分で、大脳の前方にあります。変化のない単調な生活は、ストレスもなくて平和なようですが、ほとんど何も思考せずに行動できてしまうので、前頭葉が働きません。使わなければどんどんサビてしまい、なおさら生活の中に変化を取り入れるのが難しくなってしまいます。

いつも同じスーパーに買い物に行き、いつも同じものだけを買って帰ってくるというのがルーティーンになっているとしたら、思い切って別のスーパーに足を伸ばしてみてください。そして、普段は買ったことのない食材や、食べたことのないお菓子などにチャレンジしてみてください。

そして帰り道に、入ったことのない喫茶店に寄ってみる。通ったことのない道を選んで歩いてみる。あるいは、書店に立ち寄って、タイトルや装丁デザインなどの直感を信じて知らない作家の本を手に取ってみる。

とにかく、**予定調和でない行動を起こしてみてください**。少し緊張するかもしれませんが、その緊張がいい刺激になって前頭葉を活性化させます。

久しぶりの友人に連絡を取って、ランチなどに誘ってみるのもいいでしょう。相手の好きな料理は何だっただろうかと思い返してみたり、お互いの家からアクセスしやすい駅はどこかと考えてみたり、そのエリアでよさそうな店はないかと検索してみたり、いろいろと考えることが出てきます。正直、面倒くさいと思うかもしれませんが、日常を少しでも楽しくしようと思ったら、多少の面倒は避けられません。

高齢になっても若々しい人に共通しているのが、人間関係にマメなこと。趣味の合唱サークルで幹事を引き受けたり、地域のファミリーサポートに登録して、近所の子どもを預かったりと、多少の負荷を自分にかけつつも、できそうなことにチャレンジしています。

あるいは、新聞などで気になるイベント情報を見つけたら、足を運んでみるフットワークの軽さ。そこから新しい人間関係が広がるかもしれません。あるいは、ボランティアとして、新たな世界に飛び込むこともありえるでしょう。

私の知り合いのお母さんは、70代も後半になってから、特別養護老人ホームでのお話相手のボランティア活動に参加するようになりました。利用者さんと年齢が近いですから、利用者さんが抱く郷愁であったり、戦後間もなくの苦労した時代の話、あるいは今現在、老いて心身がままならなくなったことの苛立ちにも深く共感でき、楽しいおしゃべりがずっと続いていたようです。残念ながらコロナ禍になってそうしたボランティア活動も中止になってしまったそうですが。

もちろん、誰もがそんなスーパーシニアになれるわけではありません。自分は友人も少ないし、人づきあいが苦手だから、かえって大きなストレスになってしまいそう、と思うのであれば無理する必要はありません。

とはいえ、完全にストレスフリーの生活は、思考する前頭葉を衰えさせ、意欲の低下を招いて老化を早めるリスクが高いということも事実なのです。せめて、家で読書をするくらいであれば近所の図書館に出かけていく。テレビを見るよりは映画館に足を運ぶ。たまには新しい料理に挑戦してみる。たとえ料理の段取りがうまくできずに失敗したとしても、あるいは観に行った映画に集中できなかったとしても、**日常にちょっとした変化を起こそうとするチャレンジは決してムダにはなりません。**

⑦とにかくストレスを溜め込まない

日本の高齢者の多くは努力家です。とくに、こういった本に手を伸ばして、積極的にインプットしようとする人は尚更です。むしろ、ちゃんと頑張っていないと不安になるタイプの人が少なくないでしょう。しかし、何か意義のあることをやらなければという意識が強すぎると、過度のストレスになってしまうので気をつけましょう。

前の項で書いた「多少ストレスになっても前頭葉を刺激する生活を」という話と矛盾しているようですが、ちょっとした変化も楽しめる範囲でやればいいだけなのですが、真面目な高齢者は、「頑張ってチャレンジしなくちゃ」と歯を食いしばり苦行のようになりがちです。

もっと自由になりましょう。**自分のやりたいことをやり、言いたいことを言って、食べたいものを食べるということを基本にすればいい**のです。

医師の指導に従って、血糖値やら血圧やらを気にするあまり食べたいものも我慢し、飲みたいものも飲まないで体力低下を招きつつ何年か寿命が伸びたところで、それが幸せでしょうか？　幸せの考えは人それぞれですから、私の考えを押し付ける気はありませんが、老年精神科医として多くの高齢者の方たちを診てきた私からすると、**多くの高齢者が望んでいることはただ長生きすることというよりも、残りの人生を幸せに生きることである**と感じています。余命を数年伸ばすために、仙人のようになって生きることを望んでいるわけではないと思うのです。

70代も後半になれば、ほとんどの人は仕事も引退し、さまざまなしがらみや肩書からも自由になって暮らしていることでしょう。ある意味、**人生においてもっ**

ともストレスもなく心の赴くままに生きられるポジションを手に入れていると言えます。面倒なママ友や職場のしがらみなど、かつてのわずらわしい人間関係から一切自由になれたのですから。そのなかから、今もまだ付き合いが続いている人というのは、しがらみゆえに付き合っているのではなく、本当に気が合うよき友人として関係が続いてきたということで、大変に貴重な存在です。

もちろん、ご近所付き合いや親戚付き合いなどは残っているでしょうが、それらはいずれも、適度な距離が取りやすい関係性でしょう。

高齢になってよいことは、他人との距離を縮めたり広げたりすることがスムーズになっていくということ。いかに仲のよい友人であったとしても、若い頃のように四六時中、一緒に群れている必要もありません。一人飯や一人旅などの一人時間も、気負いもなく自然体で楽しめるでしょう。**一人の時間を大切にできる人だからこそ、気心の知れた友人との時間も存分に楽しめる**のです。

全共闘運動のスローガンに「連帯を求めて孤立を恐れず」というものがありま

したが、老境に至って、まさにその真髄に到達したと言えるのかもしれません。

⑧自分を好きになろう

食べ物のこと、日常生活のこと、人付き合いのことなど、いくつかの視点から、免疫力を高めて人生の最終章を明るくするコツを書いてきましたが、どれもこれも最終的にはこのことに尽きます。

それは、「自分を好きになる」こと。

何ができていようが、できなくなっていようが、友人がいようが、孤独な時間が増えようが、今の自分を好きになること。できないことを数えるのでなく、今の自分ができること、今の自分がしたいことを数えることです。自分のこれまでの歩みを肯定することです。

現状に不満ばかり抱いている人は、周囲に優しくなれません。自分の不満の源は何なのか、胸に手を当てて考えてみましょう。多くの人は、自分の存在が軽んじられている、きちんと顧みられていない、おざなりな扱い方をされている、というような気分から、不満が心の底に澱《おり》のように溜まってきているのではないでしょうか。

相手に求める前に、まず**自分で自分を好きになって**あげましょう。眉間にシワが寄っていたら、意識して表情を緩め、口角を上げてみましょう。多くのことは「……せねば」ではなく、「なるようになる」ものだという気持ちになってきませんか？

この年齢まで、人生の荒波を渡ってきたのです。振り返ってみて思うことでしょう。思えばずいぶん遠くまで来たものだ、と。多くの重荷をひとまず降ろして、自分自身に「おつかれさま」と言ってあげてください。

そして、胸を張って、残りの旅路をゆっくりと歩いて行きましょう。「老い」という人生最後の宿題に取り組む、かっこいい背中を人生の後輩たちに見せてください。

和田秀樹（わだ・ひでき）
1960年、大阪府生まれ。精神科医。和田秀樹こころと体のクリニック院長。東京大学医学部卒業後、東京大学医学部附属病院精神神経科助手、米国カール・メニンガー精神医学校国際フェロー、浴風会病院精神科医師を経て現職。高齢者専門の精神科医として、30年以上にわたって高齢者医療の現場に携わる。著書に『70歳が老化の分かれ道』（詩想社新書）、『80歳の壁』（幻冬舎新書）、『老いの品格』（PHP新書）など多数。
・「まぐまぐ!」でメルマガ『和田秀樹の「テレビでもラジオでも言えないわたしの本音」』を配信中
https://www.mag2.com/m/0001686028
・YouTubeチャンネル：和田秀樹チャンネル2

宝島社新書

70歳からは大学病院に
行ってはいけない
（70さいからはだいがくびょういんにいってはいけない）

2022年8月24日　第1刷発行

著　者　和田秀樹
発行人　蓮見清一
発行所　株式会社　宝島社
〒102-8388 東京都千代田区一番町25番地
電話：営業　03(3234)4621
編集　03(3239)0646
https://tkj.jp
印刷・製本：中央精版印刷株式会社

本書の無断転載・複製を禁じます。
乱丁・落丁本はお取り替えいたします。
© Hideki Wada 2022
Printed in Japan
ISBN 978-4-299-03290-4